实用心电图诊断

掌中宝

徐会圃 ◎ 主编

化学工业出版社

生物·医药出版分社

·北京·

本书系统介绍了如何分析、诊断心电图，各种心脏疾病、药物作用和电解质紊乱引起的心电图异常表现，各种心律失常的心电图特征，各种心电现象、心电综合征及心脏起搏器的心电图表现，并简要阐述了各种心电图诊断试验和心电图机的使用，本书内容全面、系统、简要实用，可供临床医师、医学生参考阅读。

图书在版编目（CIP）数据

实用心电图诊断掌中宝/徐会圃主编. —北京：化学工业出版社，2010.11（2024.6 重印）
ISBN 978-7-122-09506-0

Ⅰ.实… Ⅱ.徐… Ⅲ.心电图-诊断 Ⅳ.R540.4

中国版本图书馆 CIP 数据核字（2010）第 180860 号

责任编辑：赵兰江　　　　　　装帧设计：关　飞
责任校对：周梦华

出版发行：化学工业出版社　　生物·医药出版分社
　　　　　（北京市东城区青年湖南街 13 号
　　　　　邮政编码 100011）
印　　刷：北京云浩印刷有限责任公司
装　　订：三河市振勇印装有限公司
850mm×1168mm　1/64
印张 3¾　字数 139 千字
2024 年 6 月北京第 1 版第 15 次印刷

购书咨询：010-64518888
售后服务：010-64518899
网　　址：http://www.cip.com.cn
凡购买本书，如有缺损质量问题，本社销售中心负责调换。

定　　价：19.00 元　　　　　版权所有　违者必究

✚ 编写人员 ✚

主　编　徐会圃

副主编　马宝新　宋守君　任法鑫
　　　　程艳丽

编　者　(以姓氏笔画为序)
　　　　马宝新　王青海　任法鑫
　　　　刘长梅　米少华　安新荣
　　　　宋守君　张　颖　张凤雷
　　　　郑　波　赵希军　徐会英
　　　　徐会圃　梁奎香　程艳丽

前 言

　　近百年来，随着医学科技的不断发展，心电图诊断技术已广泛应用于临床。现已普及全国城、乡各级医疗单位，并已成为不可缺少的检测手段之一。我们根据多年在运用心电图方面的一些临床实践和体会，参考近期国内外有关文献资料，编写了这本手册。

　　本书在编写上力争条理清晰，文字简练，并配有典型心电图图例，以资对照。同时还选编了部分目前正在逐渐普及的负荷试验等内容。该手册可供内科、外科、儿科等各临床科室广大医务工作者及医学院校学生参考使用。

　　在编写过程中，得到了我国著名心血管病专家张文博教授及李跃荣教授的大力支持，在此表示诚挚地感谢。

　　由于理论水平和经验有限，书中疏漏不妥之处在所难免，敬请广大读者批评指正。

编者

2010 年 8 月

目 录

✛ 第一章 ✛

心电图的阅读、分析和诊断

一、伪差的辨认

（1）交流电干扰：如在心电图上出现每秒50次规则而纤细的锯齿状波形，应将附近可能发生交流电干扰的电源关闭，如电扇、电灯等。

（2）肌肉震颤干扰：由于情绪紧张、寒冷或帕金森病等，在心电图上出现杂乱不整的小波，有时很像心房颤动的f波。

（3）基线不稳：心电图基线不在水平线上，而是上下摆动。影响对心电图各波，尤其是S-T段的判断。

（4）导联有无连接错误，常见于左右手互换，可使I导联P、QRS、T波均呈倒置。

（5）定标电压是否标准，阻尼是否适当。如阻尼适当，标准电压的方形波四角锐利，如阻尼不足、方形波的上升及降落开始处均有小的曲折，如阻尼过度，波形圆钝，阻尼不足或过度均可造成心电图失真。

（6）导线松脱或断线，表现为图形中突然消失一个QRS-T波群，注意勿误诊为窦性停搏。

二、心电图各波、段、间期的正常值及测量方法

心电图多描记在特殊的记录纸上。记录纸由纵线和横线划分为$1mm^2$的小方格。当走纸速度为

25mm/s 时，每两条纵线间（1mm）表示 0.04s（即 40ms），当标准电压 1mV＝10mm 时，两条横线间（1mm）表示 0.1mV（图 1-1）。

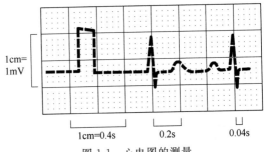

1cm=1mV

1cm=0.4s   0.2s   0.04s

图 1-1　心电图的测量

（1）心率的测量：测量 6s 内 P 波或 QRS 波群出现的数目，在长条心电图上，以 P 波或 QRS 波群起始部作为起点，测量至 6s 处作为终点，清点 6s 内 P 波或 QRS 波群的数目，乘以 10（在纸速为 25mm/s 时，15cm 为 6s），即为每分钟的心率。记住常用口诀"一格三百二减半，三格一百四七五，五六六五七四三，三八三三三零全"。口诀代表的意义为：相邻两个 RR 间距一个大格即 0.2s 时心率为 300 次/分（一格三百），相邻两个 RR 间距为两个大格即 0.4s 时心率为 150 次/分（二减半），相邻两个 RR 间距为三个大格即 0.6s 心率为 100 次/分（三格一百），相邻两个 RR 间距为四个大格即 0.8s 心率为 75 次/分，依次类推五个格为 60 次/分，六个格为 50 次/分，七个格为 43 次/分，八个格为 38 次/分，九个格为 33 次/分，十个格为 30 次/分。注意的是，此口诀只适用于窦性心律时。

（2）P 波：表示心房除极化，宽度不超过 0.11s；振幅在胸导联不超过 0.20mV，肢体导联不超过 0.25mV（图 1-2）。正常情况下，心房总的除极方向朝向左下偏后，故在 Ⅱ 导联产生正向 P 波，aVR 导联产生负向的 P 波。窦性 P 波在 I、aVF、$V_3 \sim V_6$ 导联通常是直立的，在 Ⅲ、aVL、$V_1 \sim V_2$ 导联可直立也可倒置。心房复极时产生的电位变化称为 Ta 波，较 P 波显著为小，方向与 P 波相反。

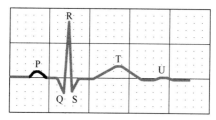

图 1-2　P 波的测量

（3）P-R 段：反映心房的复极过程及房室结和房室束的电活动（图 1-3）。

（4）P-R 间期：P 波与 P-R 段合计为 P-R 间期，正常为 0.12～0.20s（图 1-4）。

（5）QRS 波群：表示心室的除极化，正常为 0.06～0.10s，最宽不超过 0.11s（图 1-5）。正常人 V_1、V_2 导联多呈 rS 型，$R_{V_1} < 1.0$mV。V_5、V_6 导

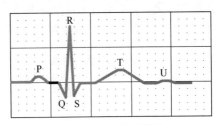

图 1-3　PR 段的测量

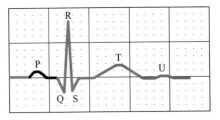

图 1-4　P-R 间期的测量

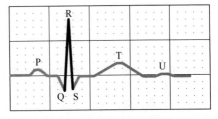

图 1-5　QRS 波群的测量

联可呈 qR、qRs、Rs 或 R 型，R 波不超过 2.5mV。在 V_3、V_4 导联，R 波和 S 波的振幅大体相似，$V_1 \sim V_6$ R 波逐渐增高，S 波逐渐变小，V_1 的 R/S<1，V_5 的 R/S>1。aVR 导联的 QRS 主波向下，可呈 QS、rS、rSr'或 Qr，R_{aVR}<0.5mV。aVL 与 aVF 的 QRS 波群可呈 qR、Rs 或 R 型，也可呈 rS 型。R_{aVL}<1.2mv，R_{aVF}<2.0mV。标准肢体导联的 QRS 波群在没有电轴偏移的情况下，其主波均为向上，R_I<1.5mV。

(6) 心室肌兴奋时间：心电活动从心内膜通过心室肌至心外膜所需时间，正常时在 $V_1 \sim V_2$<0.03s，在 $V_5 \sim V_6$<0.05s（图 1-6）。

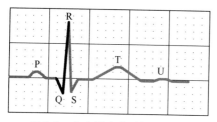

图 1-6 心室肌兴奋时间的测量

(7) Q-T 间期：从 Q 波起点至 T 波终点，代表心室肌除极和复极全过程所需时间，正常为 0.32～0.44s（图 1-7）。Q-T 间期随心率而变化，心率越慢 Q-T 间期越长；心率越快，Q-T 间期越短。因此临床心电图学提出 Q-Tc，以纠正心率对 Q-T 间期的影响，正常 Q-Tc<0.43～0.44s。

$$Q\text{-}T_c = \frac{Q\text{-}T\,间期}{\sqrt{R\text{-}R\,间期}}$$

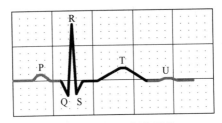

图 1-7　Q-T 间期的测量

（8）J 点：QRS 波群结束与 ST 段交接处称为 J 点，正常 J 点位于等电位线上，上下偏移不超过 1mm，心动过速时由于心室尚未完全除极，部分心室已开始复极，可使 J 点发生偏移。

（9）ST 段（ST segment）：QRS 波的终点至 T 波的起点，代表心室缓慢复极的过程。正常 ST 段应在等电位线，有时有一些轻微的偏移，但在任一导联，压低均不能超过 0.1mV，ST 段抬高在 V_1、V_2 导联不超过 0.3mV，V_3 导联不超过 0.5mV，$V_{4\sim5}$ 导联及肢体导联均不应超过 0.1mV（图 1-8）。

（10）T 波（T wave）：由心室复极化形成，正常情况下，T 波的方向大多和 QRS 主波方向一致，Ⅰ、Ⅱ、$V_4\sim V_6$ 导联向上，aVR 向下，Ⅲ、aVF、$V_1\sim V_3$ 导联可以向上、双向或向下，但若 V_1 的 T 波向上，则 $V_2\sim V_6$ 导联就不应再向下，T 波的振幅不应低于同导联 R 波的 1/10。T 波高度在胸导联有时可

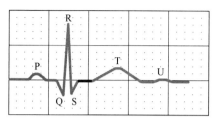

图 1-8 ST 段的测量

高达 1.2～1.5mV 尚属正常。右胸导联 T 波一般在 16 岁以后变为直立，但偶见负性 T 波持续至成年，为正常变异，称"少年型"T 波。（图 1-9）。

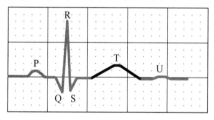

图 1-9 T 波的测量

（11）U 波（U wave）：由心室复极化形成，T 波后 0.02～0.04s 出现，方向大体与 T 波一致。U 波直立，其幅度是 T 波幅度的 5%～50%，最高的 U 波见于 V_2 和 V_3 导联。

三、心电图各波、段、间期的正常变异

1. 间隔性 Q 波与位置性 Q 波

正常人由于室间隔除极向量指向右前，可在

$V_5 \sim V_6$ 导联产生间隔性 Q 波。在肢体导联，间隔性 Q 波的出现与心电位有关：在横置位心电位，间隔性 Q 波出现于 I、aVL 导联，在垂直位心电位，间隔性 Q 波出现于 II、III、aVF 导联。间隔性 Q 波的时间 $<0.04s$，振幅（深度）$<1/4R$。无心脏疾患患者由于心脏位置变化等因素可在某些导联出现异常 Q 波（Q 波时间 $\geq 0.04s$，及或深度 $>1/4R$ 波），称为位置性 Q 波。

2. 胸导联 R 波递增不良

正常人从 $V_1 \sim V_6$ 导联，R 波逐导增高，S 波逐导变浅，如 R 波不能逐导增高，称为 R 波递增不良。R 波递增不良若为正常变异，则 $R_{V_1} > 4mm$，$R_{V_3} > 1.5mm$，右胸导联无 ST-T 变化，左胸导联无 QRS 高电压。

3. S1S2S3 综合征

I、II、III 导联均出现明显 S 波称为 S1S2S3 综合征。这是由于 QRS 波终末向量朝向右上方，位于额面 $-90° \sim -150°$ 之间之故，aVR 导联同时出现终末 R 波。本综合征多见于正常人，也可见于右室肥大，偶可见于自发性气胸、心尖部心肌梗死。正常人出现本综合征可能为婴儿期右室占优势的继续。

4. 单纯 T 波倒置综合征（持续性幼年型 T 波）

婴幼儿 $V_1 \sim V_3$ 导联 T 波倒置十分常见，少数人此种现象可持续至成年，称为持续性幼年型 T 波。心电图改变有以下特点：T 波倒置仅见于 $V_1 \sim V_4$ 导联，其他导联 T 波无改变；T 波倒置的深度 $\leq 5mm$；

深吸气、口服钾盐可能使倒置的 T 波转为直立。

5. Edeiken 型 ST 段抬高

Edeiken 型 ST 段抬高属于正常变异，此型 ST 段抬高易被误诊为急性心肌梗死、心包炎。本型 ST 段抬高具有以下特点：ST 段抬高局限于 $V_2 \sim V_3$ 导联；抬高的 ST 段呈双峰状，中间凹陷；低一个肋间描记 $V_2 \sim V_3$ 导联，ST 段可完全或部分恢复正常；不伴有其他心电图异常。

6. aVL 导联 QRS 波呈 QS 型或 Qr 型

少数正常人可在 aVL 导联 QRS 波呈 QS 型或 Qr 型，其与前侧壁心肌梗死的鉴别要点为：Ⅰ 导联和左胸导联不出现异常 Q 波；aVL 导联不出现明显的 ST-T 改变，通常只出现 T 波浅倒置；aVL 导联 P 波通常倒置。

7. Ⅲ 导联单独出现异常 Q 波

很少为病理性，一般无重要性。由于心脏位置变化，有时在 Ⅲ、aVF 导联均可出现异常 Q 波，其与下壁心肌梗死的鉴别要点为：Ⅱ 导联通常不出现异常 Q 波；Ⅱ、aVF 导联无明显 ST-T 改变；吸气时 Q 波缩小或消失；aVR 导联无起始的 r 波而呈 QR 型或 Qr 型。

8. $V_1 \sim V_2$ 导联 QRS 波呈 QS 型

无器质性心脏病者有时在 V_1 导联，偶尔在 V_2 导联出现 QS 型，其与前间壁心肌梗死不同点为：QS 型一般只局限于 $V_1 \sim V_2$ 导联，罕见于 V_3 导联；QS 型波光滑锐利，无顿挫或切迹；$V_1 \sim V_2$ 导联无明显

ST-T 改变。

9. 右胸导联高电压

某些胸壁菲薄的儿童、青少年，由于右室占优势，$V_1 \sim V_2$ 导联可出现高 R 波（R 波 >10mm，R/S>1），可被误诊为右室肥大。其与右室肥大的鉴别要点为：临床无引起右室肥大的病因；肢体导联 QRS 波电压无变化；QRS 电轴无明显右偏；右胸导联无 ST-T 改变。

10. 左胸导联高电压

某些胸壁菲薄的儿童、青少年，$V_5 \sim V_6$ 导联可出现高 R 波（R 波 >25mm），可被误诊为左室肥大。其与左室肥大的不同点为：临床无引起左室肥大的病因；肢体导联 QRS 波电压多正常；左胸导联无 ST-T 改变。

四、心电图各波、段、间期异常的临床意义

1. P 波异常

（1）P 波增宽：见于左房肥大或扩大、左房负荷过重、房内传导延缓和阻滞、心房梗死、房性异位节律。P 波时间 >0.11s 且切迹双峰的距离 ≥0.04s，提示左心房肥大或心房内传导阻滞。P 波电压在肢导联 ≥0.25mV、胸导联 ≥0.2mV，常提示右心房肥大。

（2）P 波增高：右房肥大或扩大、右房负荷过重、房内阻滞。甲状腺功能亢进症、低钾血症、急性心包炎等也可见到肺型 P 波。

（3）P 波减低：见于高钾血症、甲状腺功能

减低。

（4）P波消失：见于心房纤颤（房颤）、心房扑动、窦性停搏、期前收缩（早搏）等。

（5）逆行性P'波：见于交界性期前收缩。

（6）P波数与QRS波群数不一致：P波数少于QRS波群数见于房室分离，P波数大于QRS波群数见于房性期前收缩（房早）、二度房室传导阻滞、三度房室传导阻滞。

（7）P-P间距不齐：见于窦性心律不齐、房性期前收缩、窦房传导阻滞或窦性停搏。

（8）V_1导联P波终末电势异常（P_{tfV_1}）：当P_{tfV_1}值$\leqslant -0.04$mm·s为异常，见于左房肥大、左房负荷过重或心力衰竭。

2. P-R间期异常

（1）P-R间期延长：见于一度房室传导阻滞、二度Ⅰ型房室传导阻滞、干扰性P-R延长（房性早搏常使其后一个窦性P波下传时P-R延长）。

（2）P-R间期缩短：见于预激综合征、房室交界性心律。

3. QRS波群异常

（1）QRS波群时限增宽：见于室内传导延缓与室内传导阻滞（$\geqslant 0.12$s）、预激综合征（>0.11s）、左室肥大（$0.10\sim0.11$s）。心肌炎、心肌病等心肌受损病变、室内差异传导、室性异位搏动、明显高血钾及奎尼丁、普鲁卡因胺等药物作用时QRS可增宽。

（2）QRS波群电压增高：见于心室肥大，部分见于束支阻滞、预激综合征、室内差异传导及室性异位搏动等情况。

（3）QRS波群电压降低：可见于肥胖者。肢导联低电压见于四肢及胸壁皮肤水肿、胸腔积液、胸腔积气、心包积液或肺气肿。左胸或左侧导联显著低电压见于大量胸腔积液或积气。也可见于心包炎、心肌炎、心肌梗死、水电解质紊乱、心力衰竭。

（4）顺钟向转位：V_5 导联出现 V_3 或 V_1、V_2 导联的波形，即呈 RS 或 rS 型称为顺钟向转位。此现象可见于正常人，显著顺钟向转位见于右心室肥大。

（5）逆钟向转位：V_3 和/或 V_2 导联出现 V_5 导联的波形，即呈 Rs、R、qR 型称为逆钟向转位。见于横置型心脏、早期复极综合征、A 型预激综合征、左心室肥大。

（6）异常 Q 波：主要见于心肌梗死、心肌病。

（7）QRS波出现切迹：见于室内传导阻滞、预激综合征。

4. Q-T 间期异常

（1）Q-T 间期延长：见于心肌缺血、心肌损害、电解质紊乱（低钾、低钙、低镁等）、药物作用（奎尼丁、胺碘酮等）、脑血管意外及 Q-T 间期延长综合征等。

（2）Q-T 间期缩短：见于应用洋地黄之后、高钙血症、高钾血症、心动过速。

5. ST 段异常

（1）ST 段抬高：弓背向上抬高见于心肌梗死、

室壁瘤、变异型心绞痛。弓背向下抬高见于急性心包炎。

（2）ST段压低：鱼钩状压低见于洋地黄化；水平型压低或下斜型压低见于冠心病、高钾血症。

（3）ST段平直延长：见于低钙血症、心肌损害、Q-T间期延长综合征、冠心病等。

6. T波异常

（1）T波高耸：见于急性心肌梗死超急性期（T波高大伴ST段斜上型抬高）、高血钾（T波两支可不对称，顶可变较圆钝）、脑血管意外（T波高耸宽大）、早期复极综合征（T波升支缓慢，降支陡峭）。

（2）T波低平、双向或倒置：见于心肌缺血、心肌损害、低血钾、洋地黄作用、心室肥厚及心室内传导阻滞等。

7. U波异常

（1）U波增高：U增高一般见于低血钾、低血镁、高血钙、甲状腺功能亢进症（甲亢）、脑血管意外。

（2）U波双向、倒置：见于心肌缺血、冠心病、高血压病等心脏器质性病变。

五、心电图的分析和诊断程序

（1）将各导联的心电图大致浏览一遍，注意有无伪差。

（2）首先找出P波，根据P波的有无、形状及与QRS波群的时间关系来确定。P波在Ⅱ、V_1导联最清楚。

（3）测定 P-P 或 R-R 间隔、计算心房率或心室率。

（4）观察各导联的 P 波、QRS 波群、S-T 段和 T 波的形态、方向、电压和时间是否正常。

（5）测量心电轴。

（6）测量 P-R 间期和 Q-T 间期。

（7）比较 P-P 间隔和 R-R 间隔，找出房律与室律的关系，注意有无提前、延后或不整齐的 P 波和 QRS 波群，以判定异位心律和心脏传导阻滞的部位。

（8）结合临床资料，做出心电图结论。

第二章

心肌病变的心电图诊断

一、心房肥大

1. *左房肥大*（图 2-1）

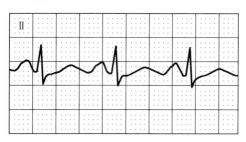

图 2-1 左房肥大心电图

（1）在 I 、II 、aVL、$V_4 \sim V_6$ 导联上，P 波增宽，时间＞0.11s。

（2）P 波顶部有切迹，呈双峰型，峰距≥0.04s，称为"二尖瓣"型 P 波。

（3）V_1 导联 P 波终末电势（P_{tfV_1}）（V_1 导联 P 波终末负向部分时间（s）和深度（mm）的乘积）≤ －0.04mm·s（图 2-2）。

2. *右房肥大*（图 2-3）

（1）在 II 、III 、aVF 导联上 P 波高尖，电压＞0.25mV，这种 P 波又称为"肺型" P 波。

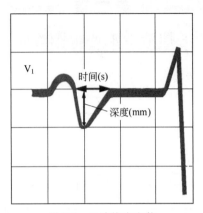

图 2-2   P 波终末电势

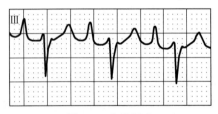

图 2-3   右房肥大

（2）Ⅰ、aVL 导联 P 波低平或倒置。

（3）V₁、V₂ 导联 P 波多高尖耸立，少数低平或倒置。

（4）P 波时间正常。

二、心室肥大

1. 右心室肥大（图 2-4）

(1) $R_{aVR} > 0.5mV$，$R/Q > 1$。

(2) $R_{V_1} > 1.0mV$，$R_{V_1} + S_{V_5} > 1.2mV$。

(3) V_1 导联中 $R/S > 1$，V_5 导联中 $R/S < 1$，V_1 导联波形呈 qR 型或 R 型、rsR′型，心室肌兴奋时间 (VAT) $> 0.03s$。

(4) 电轴右偏，多大于 $+110°$。

(5) $V_1 \sim V_3$ 导联中 S-T 段下移 $> 0.05mV$，T 波倒置或低平。

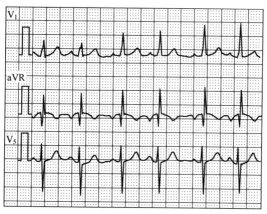

图 2-4　右心室肥大

2. 左心室肥大（图 2-5）

(1) $R_I > 1.5mV$，$R_{aVL} > 1.2mV$，$R_{aVF} > 2.0mV$，

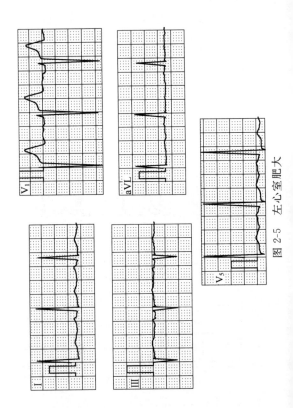

图 2-5 左心室肥大

或 $R_I + S_{III} > 2.5mV$，$R_{V_5} > 2.5mV$，$S_{V_1} + R_{V_5} \geq$ 3.5mV（女）或 4.0mV（男）。

（2）QRS 综合波时间延长，可达 0.10～0.11s。

（3）V_1、V_5、V_6 T 波呈低平、双向或倒置，S-T 段下移 $> 0.05mV$。

（4）心电轴左偏。

3. 双侧心室肥大

（1）同时出现左心室肥厚及右心室肥厚的一项或多项诊断指标。

（2）胸导联出现左心室肥大的图形，同时出现以下心电图改变之一者。

① 额面 QRS 电轴右偏超过 +90°；②显著顺钟向转位；③V_1 导联 R/S>1，$V_5 \sim V_6$ 导联 R/S<1；④右心房肥大；⑤aVR 导联 R 波>Q 波，R 波>0.5mV；⑥R_{V_5} 电压异常增高；⑦$R_{V_5} + S_{V_1} > 4.0mV$。

（3）V_3、V_4 或两个肢体导联 QRS 波群呈双向（RS 型），$R + S \geq 2.5mV$。

三、心肌炎

（1）心电图诊断要点

① 心律失常以室性期前收缩最多见，而频发室性期前收缩呈联律最具有特征性。

② ST-T 改变主要表现为 ST 段下移、T 波低平、平坦、双向或倒置、ST 段抬高，这与病情的轻重相关。T 波倒置越深说明心肌缺血越严重，ST 段抬高越明显说明心肌损伤越严重。

③ 少数病变严重者由于心肌电位丧失，会出现

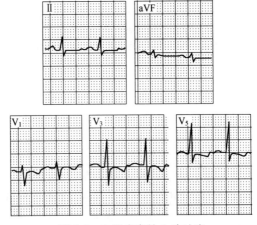

图 2-6　心肌炎窦性心动过速

(心电图特征：V_3、V_5 导联 ST 段轻度压低，肢体
导联 T 波低平，胸导联 T 波倒置或双向)

酰似心肌梗死的心电图改变。

(2) 鉴别诊断：病理性 Q 波不是心肌梗死特有
的表现，急性心肌炎的 Q 波是炎性反应引起的心肌
电位丧失。Q 波代表心肌功能的暂时丧失或有不可逆
转的心肌坏死。急性心肌炎所引起的异常 Q 波还应
与急性代谢性损伤如急性胰腺炎及严重高钾血症引起
的短暂性 Q 波相鉴别。

四、扩张型心肌病

(1) 异位搏动和异位心律是扩张型心肌病的主要

临床表现之一，以室性早搏和心房颤动多见。

（2）ST - T 改变是扩张型心肌病常见的心电图改变之一，ST 段下移多表现在 I、aVL、$V_4 \sim V_6$ 导联，呈水平型或下垂型压低，T 波异常以倒置为主。

（3）传导阻滞在扩张型心肌病患者中十分常见。

（4）异常 Q 波，多表现在前壁，有的表现为胸导联 R 波递增不良；有的出现在下壁。

五、肥厚型心肌病（图 2-7）

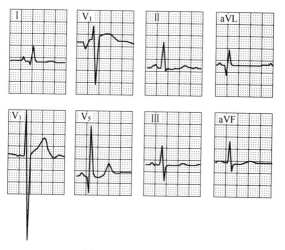

图 2-7　肥厚型心肌病

（1）ST - T 异常为肥厚型心肌病心电图最常见

的改变，肥厚型心肌病的 ST - T 改变多属于原发性 ST - T 异常，除巨大倒置"冠状 T"有筛选意义外，余无特异性。

（2）肥厚型心肌病是以左室壁非对称性肥厚为特征的心肌病，故左心室肥厚的心电图表现是常见的。

（3）异常 Q 波，以下壁（Ⅱ、Ⅲ、aVF）、侧壁（Ⅰ、aVL、$V_4 \sim V_6$）多见。

（4）P_{tfV_1} 异常（$\leqslant -0.03mm \cdot s$）。

（5）肥厚型心肌病可出现任何类型的心律失常。

第三章

缺血性心脏病的心电图

一、心肌缺血的 ST-T 改变

1. 急性心肌缺血的 ST-T 改变 (图 3-1)

(1) ST 段改变：急性心肌缺血时，ST 段呈水平型、下斜型或低垂型压低，>0.05mV，持续时间≥1min；原有 ST 段下降者，在原有基础上再下降≥0.1mV。

(2) ST 段动态变化：急性心肌缺血发生时，ST 段变化明显，休息或含服硝酸甘油使心肌缺血改善，ST 段随之恢复正常。

(3) 缺血性 T 波改变：心内膜下心肌缺血时，T 波由低向高纵方向发展，心外膜下心肌缺血时，T 波倒置，呈冠状 T 波，另外，在平时有 T 波持续倒置的患者，急性心肌缺血发作时，T 波可变为直立，即所谓"假性正常化"。急性心肌缺血时 T 波改变与 ST 段改变可以单独存在，也可同时存在，有的病人以 ST 段改变为主，有的则以 T 波改变为主。

2. 慢性心肌缺血的 ST-T 改变 (图 3-2)

(1) 在缺血区的导联上出现 ST 段水平型、下斜型或低垂型压低≥0.05mV。

(2) 在缺血区的导联上出现 T 波低平、双向或倒置。

(3) 出现 U 波倒置。

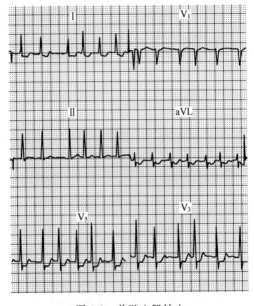

图 3-1　前壁心肌缺血

（心电图特征：快速房颤，心室率 130 次/分左右，
电轴正常，QRS 波正常，Ⅰ、aVL、V_3、V_5 导联
ST 段压低）

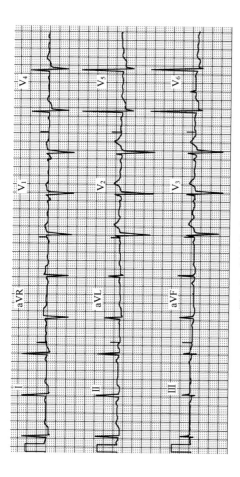

图 3-2 慢性前壁心肌缺血

（心电图特征：窦性心律，电轴正常，QRS 波正常，$V_4 \sim V_6$ 导联 ST 段压低）

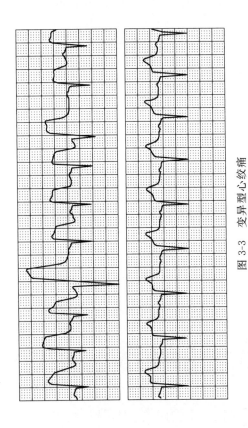

图 3-3 变异型心绞痛

（心电图特征：上下两图为连续记录，病人胸痛时出现 ST 段抬高，胸痛缓解后 ST 段恢复正常，第四个心搏为室性期前收缩）

3. 变异型心绞痛的 ST-T 改变（图 3-3）

（1）ST 段抬高，并伴有对应导联的 ST 段下移。通常见于 $V_2 \sim V_6$ 导联，特别是 $V_4 \sim V_6$。ST 段抬高一般是显著的，有时呈单向曲线类似急性心肌梗死的早期表现。发作缓解后 ST 段迅速恢复正常。

（2）发作时 T 波增高，缓解后 T 波倒置。

4. 引起非特异性 ST-T 改变的原因

（1）生理性因素：神经因素、年龄、体型、体位、呼吸、性别、运动、饮食、妊娠、早期复极、持续性"幼稚型"T 波、"两点半"综合征。

（2）药物的影响：洋地黄制剂、抗心律失常药、抗精神病药、其他（如抗肿瘤药物）。

（3）离子紊乱：K^+、Ca^{2+}、Mg^{2+} 异常。

（4）冠心病以外的心脏病：心肌肥厚及心腔扩大、心包炎、心肌炎、室内传导异常、Brugada 综合征、X 综合征、心室起搏后 T 波电张性调整、其他（如心肌淀粉样变性、血色素沉着症）。

（5）其他：脑血管疾病、内分泌疾病、神经肌肉疾病、血管炎症性病变、低温、其他（如急性胆囊炎、胆石征、急性胰腺炎）。

二、ST 段抬高型心肌梗死的心电图诊断

1. 心电图特征

（1）缺血性改变：冠状动脉闭塞后最早出现的改变是缺血性 T 波改变，最初期，表现为 T 波振幅增高，双肢对称（心内膜缺血），缺血进一步扩展至心外膜，出现对称性 T 波倒置。

（2）损伤性改变：出现心肌损伤。主要表现为ST段偏移，在超急期，ST段斜形抬高，与高耸的T波相连。在急性发展期，ST段凸面向上抬高呈弓背状，并与缺血性T波平滑地连接。

（3）坏死性改变：心电图面向梗死部位的导联产生病理性Q波或呈QS型（病理性Q波特点：Q波增宽＞0.04s，Q波加深＞1/4 R波，Q波出现粗钝与切迹），也可表现为$V_1 \sim V_5$导联R波递增不良。

2. 心电图的动态演变和分期（图3-4、3-5）

（1）超急性期（数分钟至数小时，大多在3小时内）：T波增高变尖，损伤性ST段斜形抬高并不断加重，QRS波振幅增高及轻度增宽，U波倒置，对侧导联ST段下移及ST-T的电交替。

（2）急性期（开始于数小时或数日，可持续数周）：ST段弓背向上抬高与T波形成单向曲线、病理性Q波或呈QS形、T波由直立转为倒置并逐渐加深，R波振幅降低，对侧下移的ST段逐渐回到基线。心肌坏死、损伤、缺血的心电图特征在此期可同时存在。

（3）亚急性期（数周至数月，一般为6周至6个月）：抬高的ST段基本恢复至等电线，T波由倒置较深逐渐变浅，病理性Q波存在。

（4）陈旧期（4～6个月以后）：ST段在等电线上，如有慢性缺血存在，可呈水平型或下斜型下移，如有室壁瘤存在，则持续抬高，T波恢复正常或固定不变，病理性Q波持续存在，如小范围梗死，病理性Q波可变小或消失。

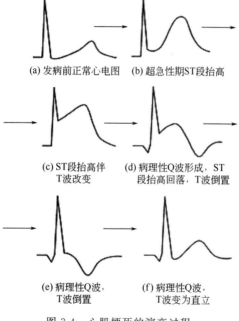

(a) 发病前正常心电图　(b) 超急性期ST段抬高

(c) ST段抬高伴
　　T波改变

(d) 病理性Q波形成，ST
　　段抬高回落，T波倒置

(e) 病理性Q波，
　　T波倒置

(f) 病理性Q波，
　　T波变为直立

图 3-4　心肌梗死的演变过程

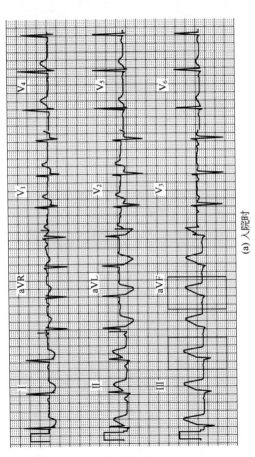

(a) 入院时

(心电图特征：II、III、aVF 导联小 Q 波，II、III、aVF 导联 ST 段抬高，
I、aVL、V₁、V₂、V₃ 导联 ST 段压低，I、aVL、V₃ 导联 T 波倒置)

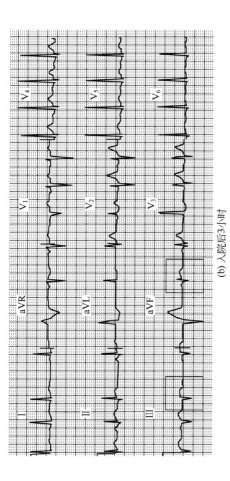

(b) 入院后3小时

（心电图特征：窦性心律伴有室性早搏，Ⅱ、Ⅲ、aVF导联Q波变浅，ST段正在回落至正常，但在下壁导联仍有抬高，Ⅰ、aVL、V₃导联ST段压低减少）

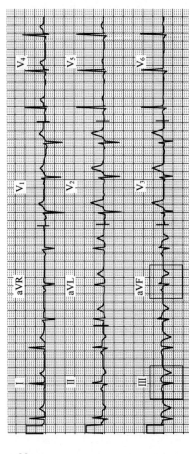

(c) 入院后2天

(心电图特征：Ⅱ、Ⅲ、aVF导联病理性Q波，T波变为倒置，ST段回落至正常，侧壁导联缺血消失)

图 3-5　急性下壁心肌梗死心电图演变

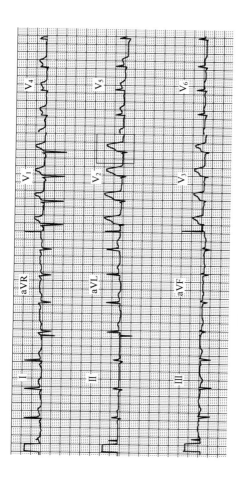

图 3-6 急性广泛前壁心肌梗死

（心电图特征：窦性心律，正常电轴，V₁～V₆ 导联 ST 段抬高）

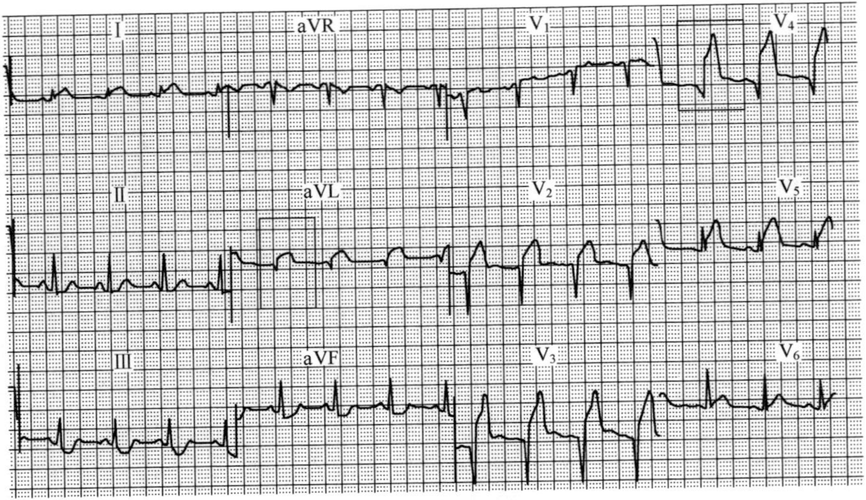

图 3-7 急性前侧壁心肌梗死

（心电图特征：窦性心律，正常电轴，I、aVL、V₂～V₅ 导联 ST 段抬高
V₂～V₄ 导联 Q 波形成，I、aVL、V₂～V₅ 导联 ST 段抬高）

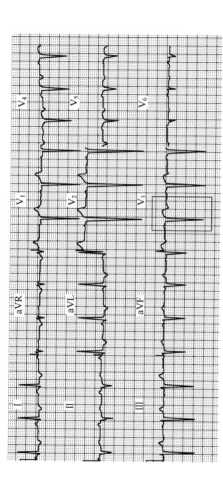

图 3-8　前侧壁心肌梗死（数周后）

（心电图特征：窦性心律，电轴左偏，I、II、V₂～V₅ 导联病理性 Q 波，V₃～V₅ 导联 ST 段抬高，I、aVL、V₄～V₆ 导联 T 波倒置。前壁心梗后 ST 段持续抬高常见，可能与室壁瘤形成有关）

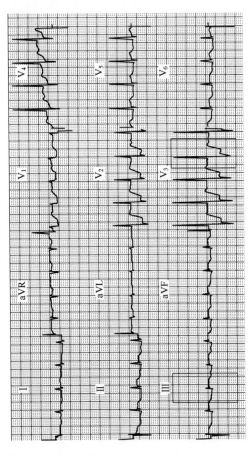

图 3-9 急性下壁心肌梗死伴前壁缺血

（心电图特征：窦性心律、电轴正常、Ⅱ、Ⅲ、aVF 导联 ST 段抬高、V₁～V₄ 导联 ST 段明显压低）

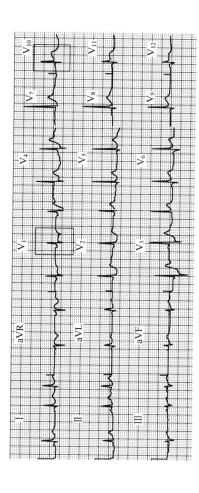

图 3-10 后壁心肌梗死

（心电图特征：窦性心律伴房性早搏，V_1 导联 R 波增高，提示后壁梗死，$V_1 \sim V_4$ 导联 ST 段压低，$V_{10} \sim V_{12}$ 导联（后壁）Q 波形成，ST 段抬高）

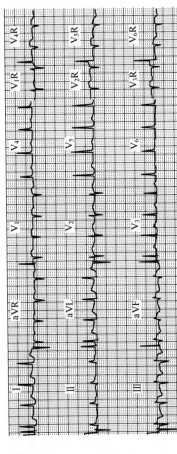

图 3-11　右室壁及下壁心肌梗死

（心电图特征：窦性心律、电轴正常、Ⅱ、Ⅲ、aVF导联 ST 段抬高、$V_2R\sim V_5R$ 导联 ST 段抬高、Ⅲ、aVF、$V_2R\sim V_6R$ 导联 Q 波形成、V_1 导联 ST 段抬高）

3. 心肌梗死的定位诊断

(1) 前间壁：V_1、V_2、V_3。

(2) 局限前壁：V_2、V_3、V_4。

(3) 广泛前壁：Ⅰ aVL $V_1 \sim V_6$。（图 3-6）

(4) 高侧壁：Ⅰ、aVL。

(5) 前侧壁：$V_4 \sim V_6$。（图 3-7、3-8）

(6) 下壁：Ⅱ、Ⅲ、aVF。（图 3-9）

(7) 下侧壁：Ⅱ、Ⅲ、aVF、$V_4 \sim V_6$。

(8) 正后壁：$V_7 \sim V_9$（$V_1 \sim V_3$）。（图 3-10）

(9) 右室：$V_1 \sim V_3$、$V_{3R} \sim V_{6R}$。（图 3-11）

4. ST-T 抬高的鉴别诊断

(1) 急性心包炎：除 aVR 外，其余导联均有 ST 段抬高，在 J 点保持凹面，成弓背向下抬高，升高程度多≤0.5mV，T 波倒置，心包积液时可有 QRS 波低电压，无异常 Q 波，心肌酶不高。

(2) 早期复极综合征：多见于健康青壮年男性，胸前导联 J 波明显异常突起，ST 段呈弓背向下型上移，做运动试验时可使抬高的 ST 段短期内回归基线。

(3) 心室壁瘤：心肌梗死并发室壁瘤患者，2/3 伴有 ST 段弓背向上抬高，但 ST 段抬高持续时间较长，无动态改变。

(4) Tako-Tsubo 心肌病：心电图可出现新的 ST 段抬高或 T 波倒置。但无冠状动脉狭窄＞50％或急性斑块破裂的证据，左心室心尖和中部区域室壁运动呈一过性短暂的、可逆的收缩功能丧失或异常。

（5）急性心肌炎：重症心肌炎可能因为心肌坏死而出现 Q 波，也可出现 ST 段抬高，多为暂时性的。

（6）变异性心绞痛：发作时可出现 ST 段抬高，凹面向上，对应导联 ST 段降低，T 波高耸，或原倒置的 T 波变为直立，出现假性正常化，但不出现 Q 波，发作缓解后 ST 段恢复正常。

（7）急性肺栓塞：心电图 I 导联 S 波加深，III 导联 Q 波明显，明显的顺钟向转位，可出现肺性 P 波，$V_1 \sim V_4$ 导联有时可出现 ST 段抬高，但肺栓塞心电图改变较心肌梗死快速而短暂，II 导联一般无 Q 波。

（8）Brugada 综合征：心电图表现为右束支阻滞伴有 $V_1 \sim V_3$ 导联 ST 段抬高或 J 点抬高，可反复发生致命性室性心律失常，有家族史。

（9）二尖瓣脱垂综合征：心电图 II、III、aVF 导联可呈 QS 波，T 波倒置或伴有 ST 段压低或抬高，容易误诊为下壁心肌梗死。

5. 异常 Q 波的鉴别诊断

异常 Q 波不一定都提示为心肌梗死，仅当异常的 Q 波、抬高的 ST 段以及倒置的 T 波同时出现，并具有一定的演变规律才是急性心肌梗死的特征性改变。

（1）变异性 Q 波：III、aVL 导联易出现，常呈 QS 型或 QR 型，可通过深吸气后屏气时描记鉴别（Q 波可减小或消失）。

（2）扩张型心肌病：因心肌有片状坏死或瘢痕形成，可出现坏死性 Q 波改变，常同时伴有 ST-T 改变，易误诊为心肌梗死。

（3）肥厚型心肌病：异常 Q 波的发生率可达 20%～60%，多见于 Ⅱ、Ⅲ、aVF 导联，其次是左胸导联，其 Q 波特点往往是深而不宽。

（4）左束支传导阻滞：V_1～V_3 导联呈 QS 型或 rS 型，r 波极小，应该与前壁心梗鉴别。但若 Ⅰ、aVL、V_5、V_6 出现 q 波或 s 波时，或 ST-T 有动态演变过程，应该考虑合并心肌梗死。

（5）左前分支阻滞：在 Ⅰ、aVL 可有 q 波，有时 V_1、V_2 可呈 qRS 或 qrS 型，但 Q 波＜0.03s，＜1/4R。

（6）预激综合征：在 Ⅱ、Ⅲ、aVF、Ⅰ、aVL 及右胸导联可出现异常 Q 波，应注意 PR 间期及预激波等特征。

（7）急性心肌炎：重症心肌炎可能因为心肌坏死而出现 Q 波，也可出现 ST 段抬高，多为暂时性的。

（8）肺心病、肺气肿：右胸导联可呈 rS 型，r 波极小或呈 QS 型，左胸导联 R 波振幅减少，R/S＜1。

（9）急性肺栓塞：可出现 $S_I Q_{III} T_{III}$ 图形，右胸导联可呈 qR 型，左胸导联 R 波递增不良。

（10）心脏横位：Ⅲ 导联可出现 Q 波，但 Ⅱ 导联通常正常。

（11）感染或脑血管意外：可出现短暂 QS 或 Q 波，但缺乏典型演变过程，很快可以恢复正常。

三、非 ST 段抬高型心肌梗死的心电图特征

该类患者常有心肌缺血症状，心肌坏死生化标志物［血清肌钙蛋白（cTnT 或 cTnI）、肌酸激酶同工酶（CK-MB）］明显升高大于正常 2 倍，并呈典型动

态改变，心电图无 ST 段抬高但有新的 ST 段压低和/或 T 波对称性倒置。心电图特征如下。（图3-12、3-13）。

（1）R 波为主的导联 T 波倒置，呈冠状 T 波，形态宽、深、对称。常有心梗后 T 波动态演变，急性期，T 波突然出现倒置，并逐渐加深，可达 2mm 以上，持续数日后倒置的 T 波又逐渐变浅或很快转为正常。

（2）相邻 2 个或以上导联 ST 段压低，呈下斜型或微凸面向上型，对应导联上无 ST 段抬高，多出现在 $V_4 \sim V_6$、Ⅰ、Ⅱ、aVL 等导联；发病开始时，ST 段突然下降，并逐渐加重，持续数日或数周后，ST 段逐渐回升至基线。

（3）大多数不演变为病理性 Q 波（又称非 Q 波心梗），个别可演变为 Q 波心梗。

四、陈旧性心肌梗死的心电图特征

（1）ST 段多恢复正常，如果心肌梗死后 ST 段持续抬高，提示有室壁瘤形成。如果存在持续慢性心肌缺血，ST 段可呈水平型或下斜型下移。

（2）病理性 Q 波可长期存在，部分病人可出现如下变化：由 QS 波变为 QR 波或 Qr 波，由 Q 波转变为小 q 波，部分导联的病理性 Q 波或 q 波消失，或病理性 Q 波全部消失。另外部分病人可形成非 Q 波型陈旧性心肌梗死，仅表现 ST-T 改变。

（3）倒置的 T 波变浅或直立。

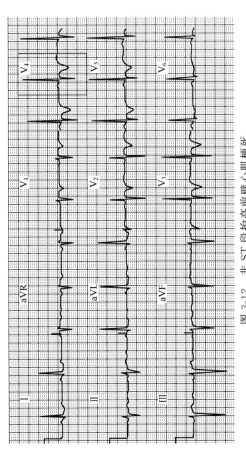

图 3-12　非 ST 段抬高前壁心肌梗死
(心电图特征：窦性心律、电轴左偏、正常 QRS 波型、
所有胸前导联 T 波倒置、查心肌酶增高)

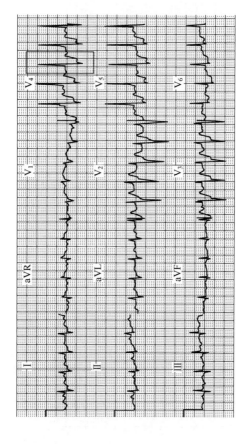

图 3-13 非 ST 段抬高前壁心肌梗死伴可疑陈旧性下壁心肌梗死

（心电图特征：窦性心律，电轴正常，Ⅲ、aVF 导联小 Q 波，Ⅲ 导联 T 波倒置，V₂～V₆ 导联 ST 段明显下移，查心肌酶增高明显）

✛ 第四章 ✛

非心肌病变引起的心电图改变

一、心包炎

临床上心包炎常以听到心包摩擦音和（或）有心包积液而做出诊断，约90%的患者可有心电图异常，其中以 ST 段抬高及 P-R 段偏移较为特异。（图 4-1）

（1）心律：心包炎患者一般保持窦性心律或窦性心动过速，偶有窦性心动过缓者如甲状腺功能减退症并发心包积液。

（2）ST 段抬高：除 aVR、V_1 导联（有时 V_2 或 aVL）ST 段压低外，其余导联如 I、II、aVF 及 $V_2 \sim V_6$ 导联抬高，II 导联抬高最明显，而 III 导联 ST 段接近等电位线。ST 段抬高一般不超过 0.15mV，无对应性 ST 段改变。急性心包炎时广泛导联多呈凹面向上抬高。

（3）PR 段偏移：PR 段偏移向量朝向右上（或右后），故 aVR 导联（偶见 V_1 导联）PR 段总是向上抬高，而多数导联如 I、II、III、aVF 及 $V_4 \sim V_6$ 导联 PR 段压低；以 TP 段为基线，偏移幅度范围为 0.05～0.15mV；不论是抬高还是压低，偏移形态多呈水平型；PR 段偏移方向与 ST 段向量相反，故 ST 段抬高导联其 PR 段压低，反之，ST 段压低导联则 PR 段抬高，尤以 aVR 导联更为明显。

（4）T 波改变：一般在第一阶段时 T 波方向与

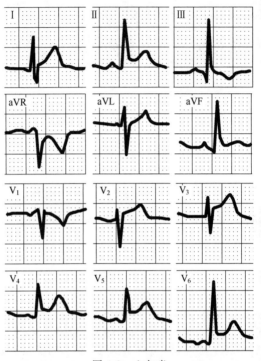

图 4-1 心包炎

（心电图特征：Ⅱ、Ⅲ、aVF 和 V₂~V₆ 导联 ST 段呈凹面向上抬高，Ⅰ、Ⅱ、aVF、V₄~V₆ 导联 PR 段压低）

ST 段抬高方向一致，仍为直立，于第二阶段时 T 波幅度下降变平，第三阶段亦即 ST 段回到等电位线时，T 波开始倒置，第四阶段 T 波逐渐恢复正常。

（5）其他：P 波与 QRS 波正常，不出现异常 Q 波或 QS 波。

二、心包积液

大量心包积液可出现以下心电图改变。

（1）出现 QRS 波群低电压，6 个肢体导联 R+S 均<5mV，6 个胸导联 R+S 均<10mV。肢体导联低电压往往与胸导联低电压并存。

（2）少数病例（特别是癌性心包积液）可出现电交替。

三、缩窄性心包炎（图 4-2）

（1）P 波改变和房性心律失常：2/3 患者可见到 P 波增宽，出现切迹，有时酷似"二尖瓣型 P 波"。房性心律失常发生率较高，如心房颤动（23%～36%）、心房扑动（6%～10%）。

（2）QRS 波群低电压：产生低电压的原因并不是由于并发心包积液，而是由于心肌本身发生萎缩。

（3）QRS 波群电轴右偏。

（4）T 波倒置、低平：出现于多数导联。

四、二尖瓣狭窄的心电图特征

（1）左心房肥大＋右心室肥大；

（2）Ⅰ 导联 P 波电压等于或超过同导联 QRS 波群电压；

（3）心房颤动合并电轴右偏。此种改变除见于二尖瓣狭窄外，还可见于成人房间隔缺损、老年高血压患者合并慢性肺源性心脏病，40～50 岁患者特别是

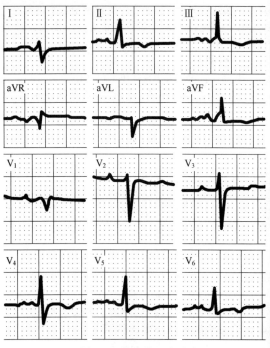

图 4-2　缩窄性心包炎

女性出现心房颤动合并电轴右偏，几乎均为二尖瓣狭窄。

五、肺源性心脏病

(1) 肺型 P 波，P 波电压 ≥ 0.25mV 或 ≥

0.22mV，呈尖峰型。

（2）有右心室肥大的心电图表现，V_1 导联 R/S>1，$R_{V_1} + S_{V_5} > 1.05$mV。

（3）电轴右偏≥＋90°，重度顺钟向转位（V_5 导联 R/S≤1）。

（4）aVR 导联 R/S>1 或 R/Q>1。

（5）肢体导联低电压，不完全性右束支或完全性右束支传导阻滞。

六、肺栓塞（图 4-3）

（1）不完全右束支传导阻滞。

（2）$S_{I、aVL} > 1.5$mV。

（3）过渡区移到 V_5。

（4）Ⅲ、aVF 导联出现 Q 波，而Ⅱ导联不出现 Q 波。

（5）QRS 电轴偏转>90°或难以测定。

（6）肢体导联低电压，<5mV。

（7）$T_{Ⅲ、aVF}$ 或 $T_{V_1 \sim V_4}$ 倒置。

（8）可出现窦性心动过速、阵发性室上性心动过速等快速性心律失常。

七、右位心

（1）镜像右位心：Ⅰ及 aVL 中 P、QRS、T 波均向下（倒置）；aVR 犹如正常心脏位置的 aVL 导联；aVF 的图形与正常心脏位置的 aVF 相同。$V_1 \sim V_5$ 的 R 波逐渐减小而 S 波逐渐增深，R/S 比例逐渐减小；$V_3R \sim V_6R$ 的 R 波逐渐增高而 S 波逐渐减小，R/S 比例逐渐增大。（图 4-4）

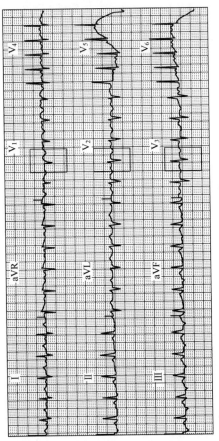

图 4-3 肺栓塞

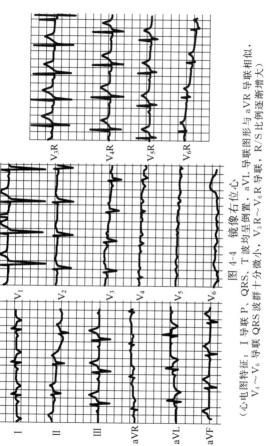

图 4-4　镜像右位心

（心电图特征：Ⅰ导联 P、QRS、T 波均呈倒置，aVR 导联图形与 aVL 导联图形相似，V₄～V₆ 导联 QRS 波群十分散小，V₃R～V₆R 导联，R/S 比例逐渐增大）

（2）右旋心：Ⅰ导联 P 波直立，QRS、T 波倒置；aVR 导联 P 波倒置；Ⅱ、Ⅲ、aVF 导联 P、QRS、T 波均为正向，显示电轴右偏。右胸导联 QRS 波呈 Rs 或 RS，rsR′s′型伴 T 波直立；V_1、V_2 以高 R 波为主（逆钟转），左胸导联 V_5、V_6 的 R 波电压降低伴 T 波倒置。

（3）心脏右移：Ⅰ导联 P 波极性正常，胸导联过渡区左移。心电轴右偏。

第五章

电解质紊乱及药物作用的心电图

一、高钾血症

正常血清钾浓度为 3.5~5.5mmol/L，当血清钾浓度>5.5mmol/L 时即为血钾过高，心电图上即可出现反应。

（1）心电图改变（图 5-1、5-2）

① P 波的振幅降低，P-R 期间延长。

② QRS 波增宽，振幅降低，S 波加深。

③ S-T 段压低。

④ T 波高尖，升支与降支对称，基底部变窄。

⑤ Q-T 间期缩短。

（2）鉴别诊断：高钾血症时 QRS 波群宽大畸形与束之阻滞或预激综合征具有特征性的 QRS 波群形态不同。预激综合征 QRS 波群初始向量有改变，而高钾血症则 QRS 波群呈均匀增宽，左束支阻滞时 V_5、V_6 导联无宽大的 S 波，而在高钾血症时则可有宽大的 S 波，右束之阻滞时 V_5、V_6 导联无宽大的 R 波，而在高钾血症患者则可出现。

二、低钾血症

当血清钾浓度<3.5mmol/L 时即为血钾过高。心电图改变如下。（图 5-3）

（1）S-T 段压低；

（2）T 波振幅降低、平坦或双相，甚至倒置。

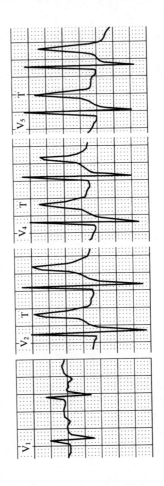

图 5-1　高钾血症（血清钾 6.5mmol/L）心电图

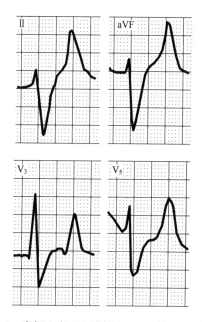

图 5-2　高钾血症（血清钾 8.0mmol/L）心电图
（心电图特征：P 波消失，T 波高尖，
QRS 波增宽，S 波加深）

（3）U 波振幅增高（在胸导联较为明显），T 波
和 U 波融合。

（4）Q-T 间期延长。

（5）QRS 波增宽。

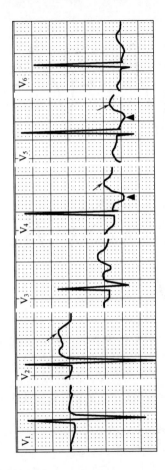

图 5-3 低钾血症（血清钾 2.0mmol/L）心电图
（心电图特征：T 波倒置，U 波增高，V₆ 导联 ST 段下移）

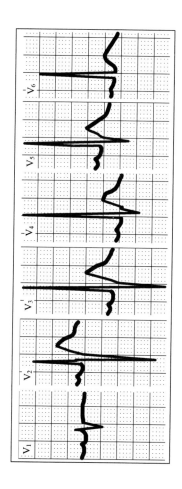

图 5-4 高钙血症

（心电图特征：S-T 段消失，Q-T 间期明显缩短）

三、高钙血症

血清钙的含量超过 3mmol/L 即为血钙过高。钙离子进入心肌细胞主要作用于动作电位 2 相。当高血钙时使其 2 相缩短，而 3 相未受影响，故总的动作电位时程缩短。心电图改变如下。（图 5-4）

(1) T 波倒置。

(2) S-T 段缩短或消失。

(3) Q-T 间期缩短。

(4) U 波增高。

四、低钙血症

血清钙的含量超过 1.75mmol/L 即为血钙过低。低血钙时对心肌动作电位的影响是使 2 相延长，而对 3 相无明显影响，故总的动作电位时程延长。心电图改变如下。（图 5-5）

(1) S-T 段平坦、延长。

(2) Q-T 间期延长。

五、洋地黄类制剂对心电图的影响

1. 洋地黄作用心电图

(1) 在以 R 波为主的导联中（Ⅱ、Ⅲ、aVF、V_5、V_6），S-T 段下移，呈"鱼钩样"改变，T 波呈负正双向，心率快时更为明显。

(2) 在以 S 波为主的导联中（V_1、V_2、aVR），S-T 段抬高移位。

(3) Q-T 间期缩短。

2. 洋地黄中毒

洋地黄中毒时可出现多种心律失常主要有频发室

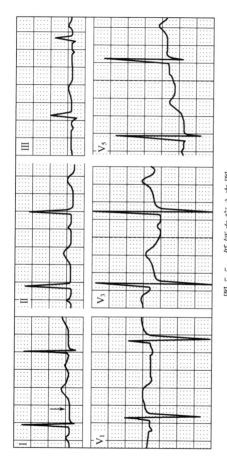

图 5-5　低钙血症心电图

（心电图特征：QT 间期延长，主要是 ST 段延长）

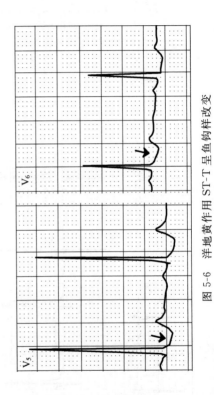

图 5-6　洋地黄作用 ST-T 呈鱼钩样改变

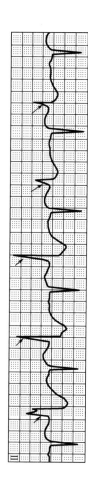

图 5-7 服用洋地黄后室性早搏（联律间期固定，但早搏波形态各异）

性早搏，常呈二联律；室性心动过速；房室传导阻滞；阵发性房性心动过速，伴有或不伴有房室传导阻滞；房室交界性心律；心房扑动或颤动。（图 5-7）

3. 鉴别诊断

洋地黄效应的心电图改变常与左室劳损、冠状动脉供血不足的 ST-T 变化相仿，但后者 ST 段下移大多呈弓背型、水平型或下垂型，并伴有 QT 间期延长或有冠状 T 波可资鉴别。

六、Ⅰ类抗心律失常药物对心电图的影响

Ⅰ类药物主要阻断 0 相动作电位的快钠通道。它们分为三大亚类：ⅠA、ⅠB、ⅠC，这里主要讨论ⅠA 及ⅠC 类。

1. 奎尼丁

奎尼丁为ⅠA 类抗心律失常药物。ⅠA 类抗心律失常药物对心肌的电生理效应主要是中度减慢动作电位 0 相上升速率，从而延长不应期及动作电位时程，抑制异常的自律性，减慢心房、心室肌及希氏束的传导，通过延长不应期降低应激性。

奎尼丁对心脏毒性反应呈两种表现：一种毒性与剂量大小有关，如 QRS 增宽、房室阻滞及窦性心动过缓、窦房阻滞，甚至窦性停搏，剂量越大其影响作用越明显；另一种心脏毒性反应是出现室性心律失常，严重者可发生室性心动过速、心室颤动，甚或心室停搏而晕厥或猝死，即所谓奎尼丁晕厥。其中最严重而常见的心律失常是尖端扭转型室速（TdP）。（图 5-8）

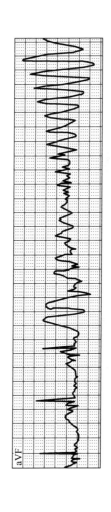

图 5-8 奎尼丁中毒致尖端扭转型室速

（心电图特征：R1、R2 的 Q-Tu 间期长达 0.72s，R4 为室性早搏引发尖端扭转型室速）

2. 普罗帕酮

普罗帕酮为ⅠC类抗心律失常药物，ⅠC类抗心律失常药物对心肌的电生理效应与ⅠA类药物一样，也是阻滞动作电位0相的快钠通道，延长不应期，但与ⅠA类药物不同，它不延长动作电位时程。此外尚有β受体阻滞的效能。

普罗帕酮，可引起PR间期延长，QRS波群增宽（心室内传导减慢），QT间期不延长或轻度延长，这些现象属药物电生理效应，并非药物中毒的心电图表现。严重心脏毒性反应可导致窦房结功能抑制及房室阻滞。

七、Ⅱ类抗心律失常药物对心电图的影响

Ⅱ类抗心律失常药物对心脏的主要电生理作用是阻断β肾上腺素能受体的作用和限制钙离子内流。

心电图改变：心率减慢，QT间期保持不变，但PR间期延长。

八、Ⅲ类抗心律失常药物对心电图的影响

1. 胺碘酮

胺碘酮主要电生理特性是作用于动作电位2、3相，阻断钾离子外流，使得不应期延长及动作电位延长。心电图改变如下。

（1）心率减慢：可使基础心率降低10%～15%，当基础心率较快时，表现得更为明显。

（2）QT间期延长：通过阻断钾离子外流，延长心室复极导致QT间期延长，可较基础延长30%。

（3）T波变平、U波增高：在胺碘酮治疗过程中

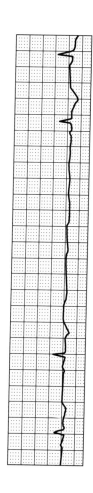

图 5-9　胺碘酮中毒致窦房阻滞

常出现 T 波形状变平或呈双峰状，但并不总是出现 U 波增高，且没有必要因此停药。

2. 索他洛尔

兼备Ⅲ类抗心律失常药物及非心脏选择性得 β 受体阻滞药的作用。但其电生理作用在心率快或慢时不同，当心率慢时作用增强，于心率快时作用减弱。

心电图改变：心率减慢，PR 间期延长及 QT 间期延长。

九、Ⅳ类抗心律失常药物对心电图的影响

Ⅳ类抗心律失常药物是一类钙拮抗药，阻止钙离子从慢钙通道进入细胞内，作用于结细胞动作电位的 0 相，减慢窦房结的慢传导，因此正常的自律性降低，减慢房室结的慢传导使心室率减慢。

心电图改变：心率减慢及 PR 间期延长，可导致心动过缓及房室阻滞。

第六章

心律失常的电生理基础

一、心肌细胞的电生理特性

（1）自律性：窦房结内的起搏细胞自律性最高，而心房、房室结、希氏束、左右束支、浦肯野纤维和心室肌细胞的自律性较弱。

（2）兴奋性：心肌细胞的兴奋性是指在受到刺激时能引发一次激动或产生一个动作电位，并向邻近细胞或组织扩散的能力。

（3）传导性：兴奋向邻近细胞快速扩散，使心脏所有区域立即去极化。不同心肌组织的传导速度有差异，浦肯野纤维>心房肌>心室肌>房室结。

二、心肌细胞的动作电位

（1）0 相（除极）：心肌细胞受到阈刺激后，大量阳离子进入细胞内，使细胞内电位由负变正而引起动作电位，称为除极。快反应纤维的 0 相主要是由于细胞膜对钠离子的通透性突然增加产生的；慢反应纤维的 0 相则是由于占优势的钙离子内流造成的。

（2）1 相（早期快速复极）：细胞膜开始复极，膜电位迅速下降，由 $+20 \sim +30mV$ 降至 0，这一时相的主要离子基础是暂时性钾外流（Ito）。

（3）2 相（平台期）：膜电位保持在 0 电位水平，持续时间约为 100ms，缓慢的内向电流与外向电流保持平衡，内向电流主要为钙离子内流（I_{Ca}），钠离子内流（I_{Na}）也参与平台期的维持，外向电流为迟发电流的钾离子流（I_K）。

（4）3相（晚期快速复极）：细胞内电位急剧下降到静息电位，这是由于大量钾离子外流（I_K）造成的。

（5）4相（静息期或舒张期）：膜电位降至 $-90mV$，各种离子泵开始运转，维持细胞膜内外离子浓度差。

三、心肌细胞动作电位与不应期

（1）有效不应期（ERP）：指应用比阈刺激（能引起兴奋所需的最小刺激）强 2～4 倍强度的刺激，不能引起兴奋反应的时间，持续时间 200～300ms，相当于动作电位 0、1、2 相及 3 相的前半部，体表心电图从 QRS 波群开始到 T 波的升支。

（2）相对不应期（RRP）：应用比阈刺激强 2～4 倍的刺激，持续时间 20～100ms，相当于动作电位 3 相的后半部，体表心电图 T 波的降支（T 波后部分）。

（3）易颤期（易损期）：心房肌和心室肌相对不应期开始之初，不同部位心肌细胞兴奋性恢复存在差异，致使不应期、兴奋性和传导性呈非同步状态，在此时期给予较强的刺激，容易诱发折返激动，若多部位发生折返激动，则可诱发纤维性颤动。心房易颤期相当于 R 波的降支和 S 波的升支，心室易颤期相当于 T 波升支达到顶点前的 20～30ms。

（4）超常期：心肌组织复极之末，膜电位尚未恢复到静息膜电位水平，此时的膜电位与阈电位更接近，给予阈下刺激即可引起扩布性反应。超常期相当于体表心电图 T 波之后的 U 波初期。

四、自律性改变

（1）影响自律性的因素

① 4 相舒张期除极化坡度（斜率）：4 相舒张期除极化坡度越大，从静息膜电位达到阈电位所需时间越短，自律性越高，反之亦然。

② 阈电位水平：阈电位水平越低（负值越大），从静息膜电位达到阈电位所需时间越短，自律性愈高，反之亦然。

③ 静息膜电位水平：静息膜电位越高（负值越小），达到阈电位所需的时间越短，自律性越高，反之亦然。

（2）自律性改变引起的心律失常

① 窦房结发放激动的频率发生改变：如窦性心动过速、窦性心动过缓等。

② 激动形成转移至次级起搏点：窦性激动频率过低或下传受阻引起的心律失常有交界性逸搏心律、室性逸搏心律；次级起搏点自律性增高引起的心律失常有非阵发性交界性心动过速、非阵发性室性心动过速等。

③ 异常自律性引起的心律失常：异位自律性房性心动过速和急性心肌梗死后出现的非阵发性室性心动过速可能属于异常自律性的范畴。

五、折返激动

（1）折返激动发生的机制：形成折返激动的条件是在解剖上或功能上互相分离的两条径路（α，β），在近侧端或远侧端结合形成一闭合的环，这两条径路传导速度和不应期均不相同，α径路不应期短，传导速度慢，而β径路不应期长，传导速度快。当一个激动较早地到达折返环路的近侧端，α径路已脱离不应期，而β径路处于不应期中，激动在β径路受阻，沿α径路下传，当其传至折返环路的远侧端时，β径路可能已脱离不应期，这样激动一方面由远侧端传出，另一方面又可由β径路逆传，当激动逆传至近侧端时又可再次进入α径路形成折返激动。一次折返激动可形成期前收缩或反复心搏，反复发生便形成折返性心动过速或扑动、颤动。（图6-1）

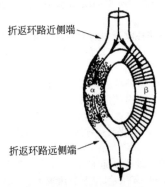

图 6-1　折返环路示意图

（2）折返激动引起的心律失常

① 窦房结内折返：引起窦性回波（搏）、窦房结折返性心动过速。

② 心房内折返：引起房性期前收缩、阵发性房性心动过速及心房扑动、心房颤动。

③ 交界区内折返：引起各种反复心律、交界性期前收缩及房室结折返性心动过速。

④ 心室内折返：引起室性期前收缩、阵发性室性心动过速、心室扑动、心室颤动。

⑤ 旁路折返：引起房室折返性心动过速。

六、触发活动

（1）触发活动的发生机制：触发活动是一种激动形成异常，不同于自律性，是必须由前一个动作电位的膜电位震荡所诱发，根据震荡电位出现时间不同分为早期后除极（发生于细胞复极尚未结束之前）和延迟后除极（发生于细胞复极结束之后）。

（2）触发活动引起的心律失常

① 室性心律失常：如分支型室性心动过速、Q-T间期正常的多形性室性心动过速及再灌注性室性心律失常。

② 房性心律失常：如多源性房性心动过速。

第七章

窦性心律失常

一、正常的窦性心律

(1) Ⅰ、Ⅱ、aVF 导联 P 波直立，aVR 导联 P 波倒置。

(2) P 波的频率为 60～100 次/分，一般为 60～80 次/分。

(3) P-P 间期基本均齐，在短时间（5～10s）内相差<0.16s。

(4) 每一个 P 波之后都跟随出现一个 QRS 波群，P-R 间期 0.12～0.20s，反映房室传导正常。

(5) QRS 波群时间≤0.10s，反映左右心室同步除极，室内传导正常。（图 7-1）

二、窦性心律不齐

(1) P 波符合正常窦性心律的特点。

(2) P-P 间期差值，在同一导联>0.12s。多与呼吸时相有关，呼气相 P-P 间期逐渐延长，吸气相 P-P 间期逐渐缩短，这是由于肺脏感受器反射性兴奋迷走神经所致。（图 7-2）

三、窦性心动过速

(1) 心电图诊断要点

① P 波符合正常窦性心律的特点。

② P-P 间期<0.60s，P 波频率>100 次/分，有时可高达 180 次/分，一般为 100～140 次/分。（图 7-3）

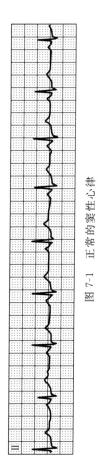

图 7-1 正常的窦性心律

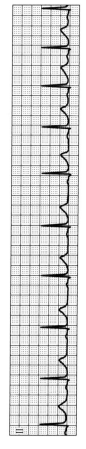

图 7-2 窦性心律不齐

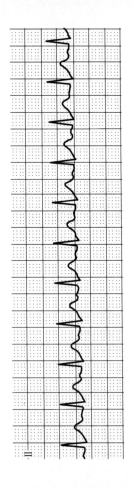

图 7-3 窦性心动过速的心电图表现

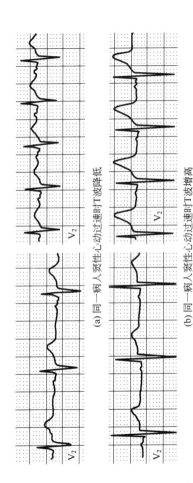

(a) 同一病人窦性心动过速时T波降低

(b) 同一病人窦性心动过速时T波增高

图 7-4 窦性心动过速时的 T 波改变

③ 窦性心动过速时 T 波会发生改变。(图 7-4)

(2) 特发性窦性心动过速与一般的窦性心动过速的鉴别

表 7-1　特发性窦性心动过速与一般的
窦性心动过速的鉴别

	特发窦性心动过速	窦性心动过速
年龄及性别	年轻女性居多	不定
病因	无病因可寻	多可找出病因
体位对心率的影响	明显	不明显
夜间心率	相对缓慢,可降至正常	相对缓慢,多不能降至正常
最高心率	常>160 次/分	常<150 次/分
对 β 受体阻滞药及钙离子通道阻滞药治疗反应	差	明显

四、窦性心动过缓

(1) P 波符合正常窦性心律的特点。

(2) P-P 间期延长>1.0s, P 波频率<60 次/分,一般>40 次/分,多伴有窦性心律不齐。

(3) 窦性心动过缓有时合并交界性逸搏心律,并可形成房室分离。(图 7-5)

五、游走性心律

窦性激动的起搏点不固定,在窦房结内游走所形

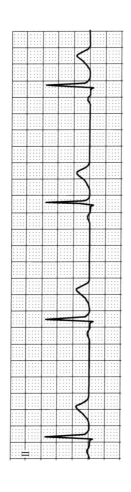

图 7-5 窦性心动过缓

成的窦性心律不齐，称为窦房结内游走节律。

窦房结内游走心律的心电图特征是 P 波仍为窦性，P-R 间期＞0.12s，P-P 间期相差也常＞0.12s，但同一导联 P 波形态、振幅及 P-R 间期可略有变化，不过 P 波不会倒置。

窦房结内游走节律是窦性起搏点在窦房结内游动。有时窦性起搏点可从窦房结逐渐移行到心房甚或房室交界处，尔后，又逐渐移回窦房结，这便是窦结至房室交界处的游走节律。因心房内多部位异位起搏点游走释放冲动，故又称为房内游走节律。

第八章

房性心律失常

一、房性期前收缩

(1) 心电图诊断要点

① P 波提前出现，形态与窦性 P 波不同，可以直立，亦可倒置。

② P-R 间期应大于 0.12s。若无 P-R 间期，即房性期前收缩后无 QRS 波群，即为未下传的房性期前收缩。

③ 具有不完全性代偿间歇，即包括期前收缩在内前后两个窦性 P 波的间期短于窦性 P-P 间期 2 倍长。

④ 房性期前收缩下传的 QRS 波群形态通常正常，较早发生的房性期前收缩有时亦可出现宽大畸形的 QRS 波群，称为室内差异性传导（图 8-1）。

(2) 鉴别诊断：多源性房性期前收缩伴短阵房性心律中，P 波形态变化较大，往往前一个 P 波形状与后一个的形状不同，而窦房结游走节奏点则 P 波形态是逐渐变化的且"期前"性不明显。

二、房性心动过速

(1) 心电图诊断要点

① 心房率通常为 150～200 次/分。

② P 波形态与窦性者不同，在 Ⅱ、Ⅲ、aVF 导联通常直立。

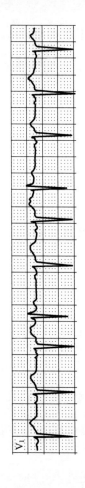

图 8-1　房性早搏伴室内差异性传导

（心电图特征：V_1 导联第 4 个 P 波为房性期前收缩，提早出现且形态与窦性 P 波不同，P-R 间期延长（0.17s），QRS 波群形态与窦性搏动不同，为房性期前收缩合并室内差异性传导。）

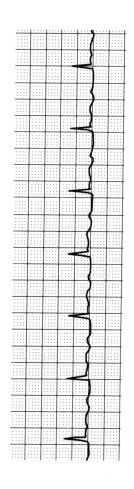

图 8-2　自律性房性心动过速

③ 常出现二度Ⅰ型或Ⅱ型房室传导阻滞，呈现2∶1房室传导者亦属常见，但心动过速不受影响。

④ P波之间等电位线仍存在。

⑤ 发作开始时心率逐渐加速，刺激迷走神经不能终止心动过速，仅加重房室传导阻滞。（图8-2）

（2）鉴别诊断

① 折返性房性心动过速：发生于手术瘢痕、解剖缺陷的临近部位。心电图诊断要点为P波与窦性者形态不同，P-R间期通常延长。

② 紊乱性房性心动过速：见于慢性阻塞性肺疾病或充血性心力衰竭的老年人，亦见于洋地黄中毒与低血钾患者。心电图诊断要点如下。

a. 通常有三种或以上形态各异的P波，P-R间期各不相同。

b. 心房率100～130次/分。

c. 大多数P波能下传心室，但部分P波因过早发生而受阻，心室律不规则。

三、心房扑动

（1）心电图诊断要点

① 心房活动呈规律的锯齿状扑动波称为F波，扑动波之间的等电位线消失，在Ⅱ、Ⅲ、aVF或V$_1$导联最为明显。典型房扑的心房率通常为250～300次/分。

② 心室律规则与否，取决于房室传导比率是否恒定。

③ QRS波群形态正常，出现室内差异性传导、原有束支传导阻滞或经房室旁路下传时，QRS波群

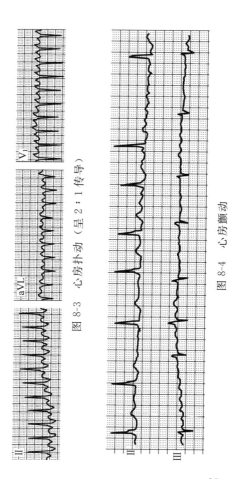

图 8-3 心房扑动（呈 2:1 传导）

图 8-4 心房颤动

增宽、形态异常。

（2）鉴别诊断：若 F 波频率低于 200 次/分（很少见），且兼有 1∶1 传导，不容易与阵发性室上性心动过速鉴别。多数未经治疗的房扑，房室传导比例为 2∶1，心室率约等于 150 次/分。当出现窄 QRS 波群的快速心律、心室率规则、达 150 次/分时，即使不能查见明确 F 波，也应考虑除外房扑的可能性（图 8-3）。

四、心房颤动

（1）心电图诊断要点

① P 波消失，代之以大小、时限、振幅、形态不同的小 f 波，频率通常为 350～600 次/分。

② 心室律极不规则，未经治疗的心房颤动且房室传导正常者心室率通常在 100～160 次/分。

③ QRS 波群形态通常正常，心室率过快时发生室内差异性传导，QRS 波群增宽变形（图 8-4）。

（2）鉴别诊断：在心房颤动伴有完全性房室传导阻滞时，心室频率是完全匀齐的，需要注意鉴别。

第九章

房室交界区性心律失常

一、房室交界区性期前收缩（图 9-1）

① 提早出现的 QRS 波群的时间、形态正常，有时因室内差传也可呈宽大畸形。

② 逆传性 P' 波可能位于期前收缩的 QRS 波群之前（P'-R 间期<0.12s），也可能位于 QRS 波群之后（R-P' 间期<0.16s），也可能埋没于 QRS 波群之中而不得见（图 9-2）。

③ 有时窦性 P 波可见于 QRS 波群之前，P-R 间期<0.12s。

④ 代偿间歇完全或不完全（图 9-1）。

二、房室交界区性逸搏心律

① 心律缓慢而规整，40～60 次/min，开始的逸搏心律 R-R 间期略长，经过"温醒阶段"而达到稳定频率。

② QRS 波群为室上性，P 波为逆传型，逆传性 P' 波可能位于 QRS 波群之前、之后或埋没于 QRS 波群之中。

③ 有时窦性激动仍控制心房，交界区激动只控制心室，形成房室分离。

④ 有时交界性逸搏心律 QRS 波群形态不同于窦性心律，但 QRS 时间<0.11s，称为非时相性室内差异传导（图 9-3）。

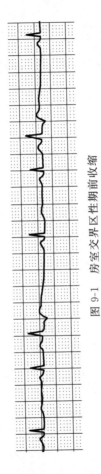

图 9-1 房室交界区性期前收缩

（心电图特征：提早出现的 QRS 波群、时间、形态正常，逆传性 P' 波位于期前收缩的 QRS 波群之后，代偿间歇完全。）

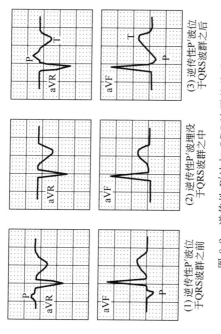

(1) 逆传性P'波位于QRS波群之前　　(2) 逆传性P'波埋没于QRS波群之中　　(3) 逆传性P'波位于QRS波群之后

图 9-2　逆传性 P' 波与 QRS 波群的关系

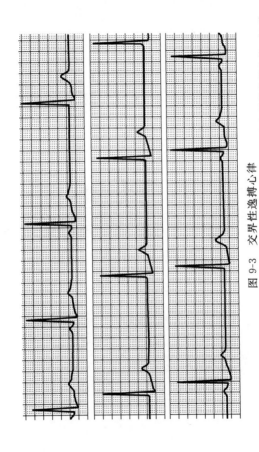

图 9-3 交界性逸搏心律

（心电图特征：第 1、2、3、9、11、12 为窦性逸搏心律，10 为交界性逸搏心搏，第 4～8 为交界性逸搏，交界性逸搏。）

三、非阵发性交界区性心动过速

① QRS 波群为室上性，类似窦性心律，逆传性 P′波可能位于 QRS 波群之前、之后或埋没于其中。

② 心室率 70～100 次/分者居多，有时也可达 120～130 次/分。

③ 有时交界区起搏点只控制心室，窦性激动控制心房，两者之间形成房室分离。

④ 由于交界区起搏点的频率与窦性心律相近，故窦性激动常可下传心室，产生心室夺获。

⑤ 有时频率较快的交界区起搏点可对窦房结产生正性变时作用，使后者的频率与其接近（钩拢现象），形成等频性房室分离。

⑥ 不同于并行心律，交界区起搏点周围无保护性阻滞，窦性激动增快时，可消除非阵发性交界性心动过速，重新控制整个心脏；窦性激动也可侵入交界区起搏点，进行节律重整。

⑦ 心房颤动患者服用过量洋地黄后可出现非阵发性交界性心动过速，f 波仍然存在，但 R-R 间期规则；有时由于并发起搏点-交界区文氏传出阻滞，R-R 间期可出现"渐短突长"或"短-长周期"，如不仔细分析，可误认为心房颤动本身引起的 R-R 间期不整，漏掉了非阵发性交界性心动过速的诊断（图 9-4）。

四、无休止性交界区心动过速

（1）持续性反复性交界区性心动过速（PJRT）：心室率 130～260 次/分，P 波多为逆传型，QRS 波群为室上性，R-P′>P′-R，偶可伴发功能性束支阻滞，QRS 呈宽大畸形。

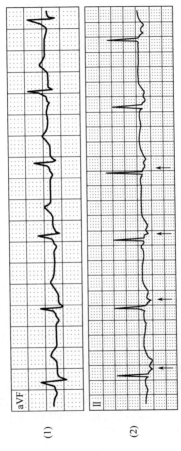

图 9-4　非阵发性交界区性心动过速

（心电图特征：(1) QRS 波群为室上性、逆传性 P′波位于 QRS 波群之间，心率 86 次/分；(2) QRS 波群为室上性、逆传性 P′波位于 QRS 波群之后，心率 67 次/分）

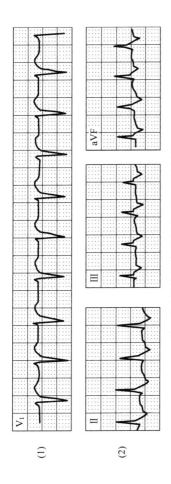

图 9-5　慢快型房室结折返性心动过速

（心电图特征：V_1 导联中 P′ 波埋没于 QRS 波群之中；Ⅱ、Ⅲ、aVF 导联中 P′ 波紧接 QRS 波群之后，类似 S 波）

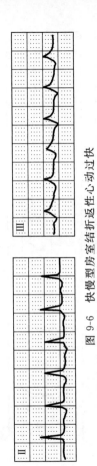

图 9-6　快慢型房室结折返性心动过快

（心电图特征：P′波位于 QRS 波群之前，明确可见，R-P′间期＞P′-R 间期）

（2）无休止性快-慢型房室结折返性心动过速：本型心动过速临床特点及心电图表现与 PJRT 极为相似，鉴别依靠心内电生理检查。

（3）自律性交界区性无休止性心动过速：心室率 140～370 次/分，心律可不规整，如 P′ 波不明显，可被误认为房颤。QRS 波群为室上性，激动逆传心房受阻，可出现房室分离。

五、房室结折返性心动过速

（1）心动过速突发突止，QRS 波群为室上性（除非并发室内差传），心室率 160～220 次/分。

（2）P 波为逆传型，在慢快型房室结折返性心动过速，半数左右的病例 P′ 埋没于 QRS 波群中，另有半数左右的病例 P′ 紧接 QRS 波群之后出现，在 Ⅱ、Ⅲ、aVF 导联类似 S 波，在 V₁ 导联类似 r′ 波。在快慢型房室结折返性心动过速，P′ 明确可见，R-P′ 间期 ＞P′-R 间期（图 9-5、9-6）。

（3）心动过速发作时描记到的心电图，可看到诱发心动过速的房性期前收缩 P′-R 间期明显延长。

（4）按摩颈动脉窦可能终止心动过速发作，偶可引起房室传导阻滞，多为一过性。

❀ 第十章 ❀

室性心律失常

一、室性期前收缩

1. 心电图诊断要点

(1) 提前出现宽大畸形的 QRS 波群，其前无相关 P 波，逆行性 P' 波可能位于 QRS 波之后，RP' >0.20s。

(2) 成人 QRS 时限>0.12s，小儿>0.10s，T 波多与 QRS 主波方向相反。

(3) 有完全性代偿间歇（期前收缩前后 P-P 间距等于正常 P-P 间距的 2 倍）。

(4) 室性期前收缩可以孤立存在，也可规律出现，形成二联律、三联律、成对室性期前收缩或间位性室性期前收缩。（图 10-1）

(5) 同一导联内若出现两个以上不同形态、配对间期不等的室性期前收缩为多形或多源性室性期前收缩。（图 10-2）

(6) 室性并行心律指室性期前收缩与前一心搏的 R-R 间距不等，室性期前收缩间距相等或有公约数，常可见室性融合波。（图 10-3）

(7) 单源性室性期前收缩配对间期恒定。（图 10-4）

2. 室性期前收缩定位诊断

(1) 起源于右心室的期前收缩：QRS 波主波方向

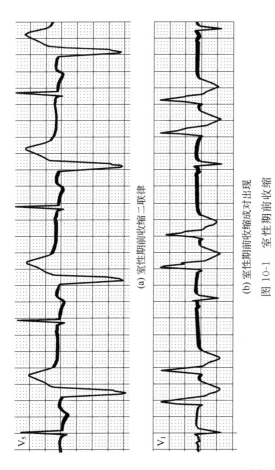

(a) 室性期前收缩二联律

(b) 室性期前收缩成对出现

图 10-1　室性期前收缩

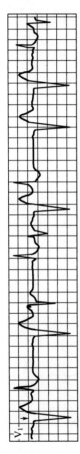

图 10-2 多源性室性期前收缩

（心电图特征：箭头所示正常传导的 QRS 波形呈左束支阻滞图形，接下来为 3 种不同形态的室性期前收缩）

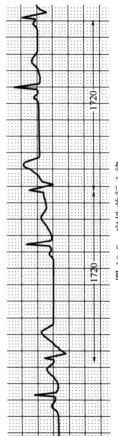

图 10-3 室性并行心律

（心电图特征：第 2、4、6 个心搏为室性期前收缩，期前收缩间 R-R 间期相等）

在 V_5 及 I 导联向上，在 V_1 导联向下，即类似左束支传导滞波形。

（2）起源于左心室的期前收缩：QRS 波主波方向在 V_1 导联向上，在 V_5 及 I 导联向下，即类似右束支传导阻滞波形。

（3）起源于间隔部的室性期前收缩：I 导联 QRS 波呈双相波。

（4）起源于心尖部的室性期前收缩：II、III、aVF 导联 QRS 波主波向下，aVL 及 aVR 导联主波向上（若起源于右心室心尖部，aVR 导联主波向下）。

（5）起源于心底部的室性期前收缩：II、III、aVF 导联 QRS 波主波向上，aVL 及 aVR 导联主波向下。

（6）起源于心室前壁的室性期前收缩：$V_1 \sim V_5$ 导联 QRS 波主波均向下。

（7）起源于心室后壁的室性期前收缩：$V_1 \sim V_5$ 导联 QRS 波主波均向上。

3. 室性期前收缩 Lown 分级标准

0 级：无室性期前收缩。

I 级：偶发，每小时少于 30 次或每分钟少于 1 次。

II 级：频发，每小时多于 30 次或每分钟多于 6 次。

III 级：多源性室性期前收缩。

IV A 级：成对的室性期前收缩，反复出现。

IV B 级：成串的室性期前收缩（三或三个以上室性期前收缩）反复出现。

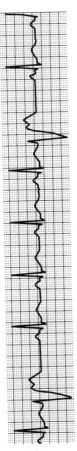

图 10-4 单源性室性期前收缩

（心电图特征：第 2、7 个为室性期前收缩，宽大畸形，期前无相关 P 波、T 波与主波方向相反，代偿间歇完全）

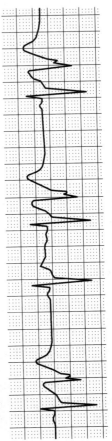

图 10-5 室性期前收缩 RonT 现象

（心电图特征：第 2、5、7 个心搏为室性期前收缩，发生在其前 T 的波峰处，没有诱发室颤）

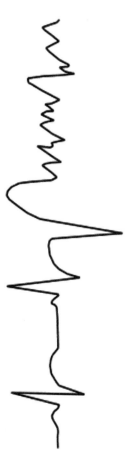

图 10-6 室性期前收缩 RonT 现象诱发室颤

（心电图特征：第 3 个心搏为室性期前收缩，发生在其前 T 的升支，诱发室颤）

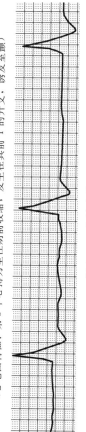

图 10-7 室性逸搏心律

（心电图特征：QRS 波宽大畸形，其前没有 P 波，频率 23 次/分）

Ⅴ级：期前收缩的 R 波落在前一个窦性激动的 T 波上。（见图 10-5、10-6）

以上分级主要适用于心肌梗死病人，其中 0～2 级属低危，观察随访；3 级以上属高危，可给予胺碘酮或利多卡因静脉维持预防室速及室颤。

二、室性逸搏和室性逸搏心律

（1）长的 R-R 间期之后出现宽大的 QRS 波群。

（2）逸搏的 QRS 波群之前无与其相关的 P 波，如有窦性 P 波出现，P-R 间期<0.12s。

（3）逆行性 P 波可能位于 QRS 波群之后，R-P 间期>0.20s。

（4）逸搏的周期>0.15s，多个出现的逸搏周期相等。

（5）可能出现室性融合波。

（6）如逸搏连续出现形成室性逸搏心律，心室率 20～40 次/分（图 10-7）。

三、室性心动过速

1. 定义

起源于希氏束分叉以下，连续 3 个或 3 个以上、频率大于 100 次/分的心动过速，称为室性心动过速，简称室速。约有 10% 的室性心动过速无明显器质性心脏病的病因，称为特发性室性心动过速。

（1）非持续性（阵发性）室速：连续发生 3 个或以上室性心搏，在 30s 内自行终止。

（2）持续性室速：室性心动过速持续 30s 以上和（或）虽然持续时间不足 30s，但出现血流动力学系乱而需要及时终止。

（3）单形性室速：单一 QRS 形态的室速。

（4）多形性室速：QRS 形态不一，周期 180～600ms。

2. 心电图诊断要点

（1）3 个或以上的室性期前收缩连续出现。

（2）QRS 波群形态畸形，时限超过 0.12s；T 波方向与 QRS 波群主波方向相反（图 10-8）。

（3）心室率通常为 100～250 次/分；心律规则，但亦可略不规则。

（4）心房独立活动，与 QRS 波群无固定关系，形成房室分离；偶尔见个别或所有心室激动逆传夺获心房。

（5）通常发作突然开始。

（6）心室夺获与室性融合波：室速发作时少数室上性冲动可下传心室，产生心室夺获，表现为在 P 波之后，提前发生一次正常的 QRS 波群。室性融合波的 QRS 波群形态介于窦性与异位心室搏动之间，其意义为部分夺获心室（图 10-9）。

3. 室性心动过速与室上性心动过速伴室内差异性传导的鉴别

（1）下列心电图表现支持室上性心动过速伴有室内差异性传导。

① 每次心动过速均由期前发生的 P 波开始。

② P 波与 QRS 波群相关，通常呈 1∶1 房室比例。

③ 刺激迷走神经可减慢或终止心动过速。

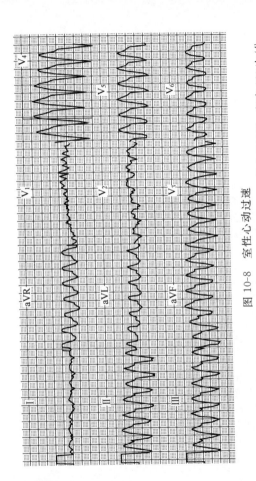

图 10-8 室性心动过速

（心电图特征：来自急性心肌梗死病人，规则的宽 QRS 波心动过速，频率 160 次/分，QRS 周期 188ms，电轴左偏，心前导联所有 QRS 波主波方向向下）

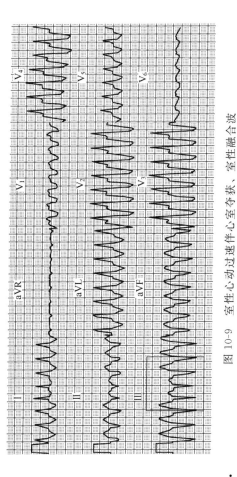

图 10-9　室性心动过速伴心室夺获、室性融合波

（心电图特征：宽 QRS 波心动过速、频率 180 次/分、电轴左偏、类 RBBB 模式、Ⅰ、Ⅱ、Ⅲ导联第 4、5 个心搏为窄 QRS 波形、第 4 个可能是室性融合波、第 5 个为心室夺获）

④ 长-短周期序列（即在长 RR 间期后跟随短 RR 间期）后常易发生室内差异性传导。此外，心动过速在未应用药物治疗前，QRS 时限超过 0.20s、宽窄不一，心律明显不规则，心率超过 200 次/分，应怀疑为预激综合征合并心房颤动。

⑤ 心动过速的 QRS 波形态，与心率大致相等的室上性冲动的 QRS 形态相同。

⑥ 右束支传导阻滞图形较常见，V_1 导联呈 rSR′（三相波）。

（2）下列心电图表现提示为室性心动过速。

① 室性融合波。

② 心室夺获。

③ 房室分离，偶可见室房逆传，甚至室房 1∶1 逆传。

④ 全部心前区导联 QRS 波群主波方向呈同向性，即全部向上或向下。

⑤ QRS 波群形态：

a. 当表现为 RBBB 时，V_1 导联呈单相或双相波（R>R′），V_6 导联呈 rS 或 QS。

b. 当呈 LBBB 时电轴右偏，V_1 导联负向波比 V_6 深，RV_1>0.04s；V_6 导联呈 qR 或 QS。

⑥ QRS 波群电轴左偏，时限超过 0.41s。

4. Brugada 室速诊断步骤

第 1 步：若所有胸前导联均无 RS 波形，诊为室速，否则进入第 2 步。

第 2 步：若有胸前导联呈 RS 型，测 R 波起点至 S 波谷底间距离>100ms 者，诊为室速，否则进入第

3步。

第3步：存在房室分离诊为室速，否则进入第4步。

第4步：V₁、V₆导联QRS形态：右束支阻滞型时，V₁、V₂呈R、QR、RS型，V₆呈QR、QS或R/S<1；左束支阻滞型时，V₁、V₂的R>30ms或RS时限>60ms，V₆呈QR、QS型，诊为室速。以上均阴性，诊为室上性心动过速。（图10-10）

5. 加速性室性自主节律

又称缓慢型室速，其发生机制与自律性增加有关。心电图诊断要点如下。（图10-11）

（1）连续3个或以上发生的、起源于心室的QRS波群，心率通常为40~100次/分。

（2）心动过速的开始与终止呈渐进性，跟随于一个室性早搏之后，或当心室起搏点加速至超过窦性频率时发生。

（3）由于心室与窦房结两个起搏点轮流控制心室节律，融合波常出现于心律失常的开始与终止。心室夺获亦很常见。

（4）发作短暂或呈间歇性。

6. 右室流出道室速（RVOTVT）

无明显器质性心脏病，多见于中、青年患者，占全部特发性室速的三分之二，而其中的三分之二又主要表现为"频发的单形室性期前收缩、部分成对成串"。心电图诊断要点如下。（图10-12）

（1）左束支阻滞（LBBB）图形伴电轴正常或右偏。

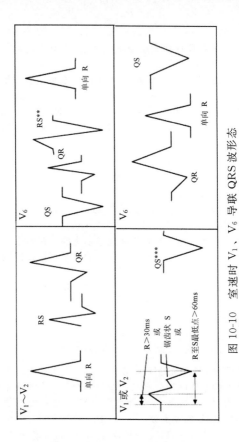

图 10-10　室速时 V_1、V_6 导联 QRS 波形态

（A 右束支阻滞样 QRS 波形；B 左束支阻滞样 QRS 样波形）

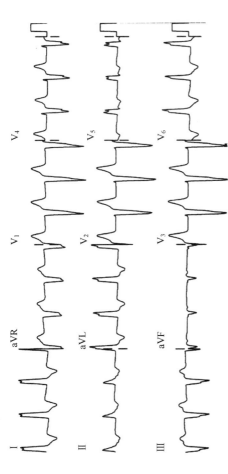

图 10-11　加速性室性自主心律

（心电图特征：QRS 波宽大畸形，其前无相关 P 波，频率 80 次/分，电轴左偏）

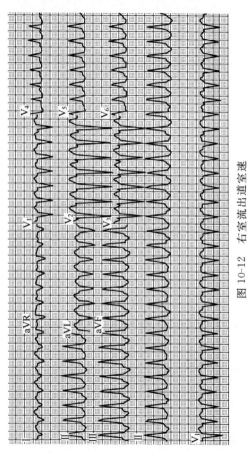

图 10-12 右室流出道室速

（心电图特征：室性心动过速、房室分离、P 波可见、电轴右偏、心前导联 LBBB 形态、II、III、aVF 导联 R 波高大）

（2）Ⅱ、Ⅲ、aVF 导联主波向上，呈高幅 R 形态（仅此一条能说明室速位于流出道）。

（3）Ⅰ、aVL 导联 QS 形态：主波向下，室速起源于右室流出道间隔部；主波向上，电轴正常则起源于流出道游离壁处。

7. 特发性左室室速（ILVT）

也被称为维拉帕米敏感性室速或分支性室速。心电图诊断要点如下。（图 10-13）

（1）右束支阻滞（RBBB）形态伴电轴左偏或右偏。

（2）左后分支区域起源，V_1 导联 QRS 呈 RBBB，QRS 相对较窄，电轴左偏或极度右偏，胸前导联 $V_1 \sim V_6$ 的 S 波逐渐加深，通常 V_5、V_6 导联 R/S<1。

8. 左室流出道与游离壁特发性室速（图 10-14）

（1）Ⅱ、Ⅲ、aVF 导联成高幅 R 形态（仅此一条可说明室速位于流出道）。

（2）V_1 呈不典型右束支阻滞图形 RBBB，胸导 QRS 波移行不规律。

9. 致心律失常性右室心肌病（ARVC）

临床常表现为右心室扩大、心律失常和猝死。心电图诊断要点如下。（图 10-15）

（1）心电图表现为反复发作性的持续性或非持续性室性心动过速，伴有左束支阻滞，或者表现为频发室性早搏，1000 次/24 小时以上。

（2）右胸导联（$V_1 \sim V_3$ 导联）T 波倒置、ε 波，QRS 间期延长（>0.11s）；ε 波是紧跟 QRS 波的一

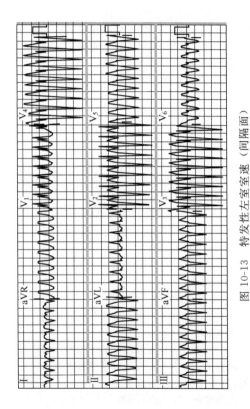

图 10-13　特发性左室室速（间隔面）

（心电图特征：QRS 间期 0.13s，相对较窄，Ⅱ、Ⅲ、aVF 导联主波方向向下，
V₁ 导联呈 RBBB 形态）

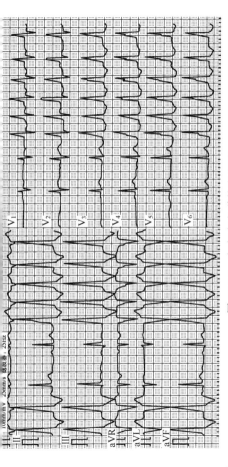

图 10-14　左室流出道特发室速

（心电图特征：非持续性室速、Ⅱ、Ⅲ、aVF 导联 R 波为主、V_1、aVF 导联高 R 波、V_1 导联 R 波为主、不典型 RBBB 图形）

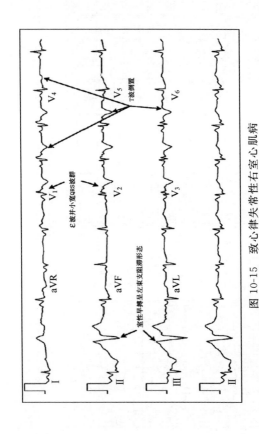

图 10-15 致心律失常性右室心肌病

（心电图特征：窦性心律、室性早搏呈 LBBB 形态、V_1、V_2 导联可见到 ε 波、$V_1 \sim V_3$ 导联 T 波倒置）

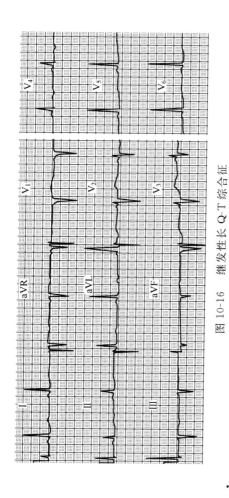

图 10-16　继发性长 Q-T 综合征

（心电图特征：窦性心律，QT 间期很难测量，因为 U 波存在，估计 0.54s。该病人长期服用硫利达嗪）

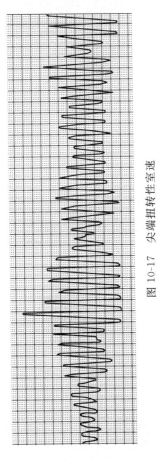

图 10-17 尖端扭转性室速

（心电图特征：与图 10-16 为同一个病人，发展成尖端扭转性室速、宽 QRS 波、多形性室速，伴有 QRS 形状的持续改变）

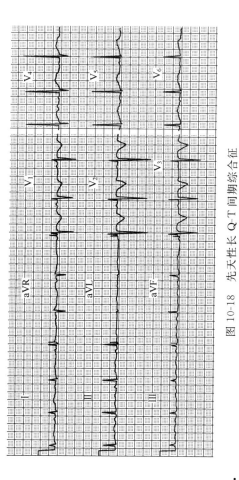

图 10-18　先天性长 Q T 间期综合征

（心电图特征：窦性心律，电轴正常，QT 间期 0.52s，$V_2 \sim V_4$ 导联明显 T 波倒置。来自于 10 岁女孩，经常晕厥发作，其姐姐猝死）

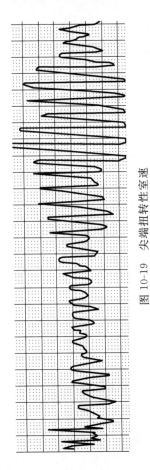

图 10-19　尖端扭转性室速

（心电图特征：与图 10-18 为同一个病人，发展成尖端扭转性室速，宽 QRS 波心动过速，频率 300 次/分，QRS 波形持续改变）

种低幅的棘波或震荡波，在致心律失常性右室发育不良的病人中，约30％可记录到这种波，ε波可使 QRS 波的时限增宽到 0.11s 以上。ε波在 V_1 和 V_2 导联的 QRS 波末最清楚，但也可能出现在 $V_3 \sim V_4$ 导联。

（3）平均信号电图可示晚电位阳性。

（4）病人可出现晕厥或猝死。

10. 尖端扭转性室性心动过速

心电图诊断要点如下。（图 10-16～图 10-19）

（1）发作时 QRS 波群的振幅和波峰围绕着等电线连续扭转而呈周期性改变，大约连续出现 3～10 个同向波就会房室扭转，改变主波方向。

（2）频率 200～250 次/分，常在十几秒内自行停止，但容易复发，发作时间过长可引起室颤。

（3）常见 Q-T>0.5s，U 波显著。

（4）当室早发生在舒张晚期，落在其前面延长的 T 波的终末部，可诱发室速。长～短周期之后亦易引发尖端扭转。

四、心室扑动（图 10-20）

（1）各导联无 P 波，QRS 波群与 T 波相连，两者无法分辨。

（2）心室波形规律、快速、连续、幅度大，呈"正弦曲线型"波形，其形状与心房扑动波相似，但比心房扑动波振幅大，时间更长，其间不再有 QRS-T 波群。

（3）心室率 200～250 次/分，也可低于 180 次/分。

五、心室颤动（图 10-21、10-22）

（1）心电图 P-QRS-T 波群消失，取而代之以快速

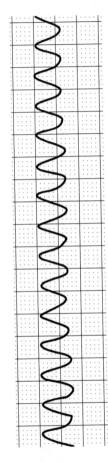

图 10-20 心室扑动

（心电图特征：QRS 波与 T 波相连，T 波无法辨认，呈 "正弦曲线"，频率 220 次/分）

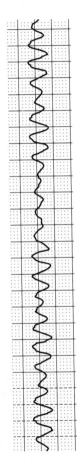

图 10-21 心室颤动

（心电图特征：P-QRS-T 波群消失、颤动波幅度不一、快速及不均匀）

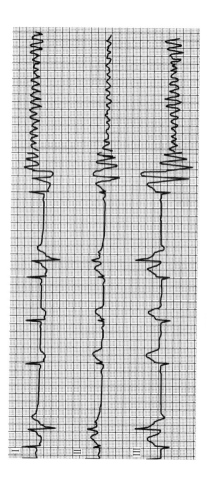

图 10-22　下壁心梗伴心室颤动

（心电图特征：开始为窦性心律，伴偶发室性早搏，RonT 现象后诱发室颤发生）

而不均匀的、波幅大小不一的颤动波，频率 250～500 次/分。

(2) 心室纤颤发作前后可见室性期前收缩 RonT 现象、成对、多源、多形室性期前收缩、室性心动过速、心室扑动等。

(3) 可分为粗波型（心室颤动波幅≥0.5mV）和细波型（心室颤动波幅＜0.5mV）。

第十一章

心脏传导阻滞

一、窦房传导阻滞

（1）一度窦房传导阻滞：由于体表心电图不能显示窦结电活动，因而无法确立一度窦房传导阻滞的诊断。

（2）二度Ⅰ型窦房传导阻滞（莫氏Ⅰ型）（图 11-1）

① 在长的 P-P 间期之前，出现 P-P 间期逐渐缩短。

② 长的 P-P 间期小于两个短 P-P 间期之和。

（3）二度Ⅱ型窦房传导阻滞（莫氏Ⅱ型）（图 11-2）

① 在长的 P-P 间期之前，无 P-P 间期逐渐缩短的趋向；

② 长的 P-P 间期为短 P-P 间期的整数倍。

（4）三度窦房传导阻滞：与窦性停搏鉴别困难，特别当发生窦性心律不齐时。

（5）三度窦房传导阻滞与窦性停搏鉴别：窦性停搏多无房性逸搏或逸搏心律，但是有房性逸搏心律者也不一定就是窦房传导阻滞。在动态心电图或心电监护中，如果在长时间不见 P 波之前曾出现过短暂的或较久的窦性停搏，则可诊断为窦性停搏；如曾出现过一度、二度窦房传导阻滞，则可诊断为三度窦房传导阻滞。

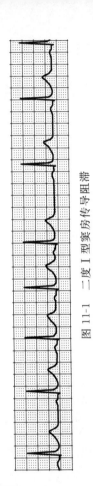

图 11-1 二度 I 型窦房传导阻滞

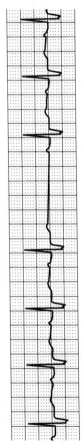

图 11-2 二度 II 型窦房传导阻滞

二、房内阻滞

1. 不全性房内传导阻滞

（1）P波形态发生改变但不伴有节律的变化，或出现间歇性、交替性高尖的窦性P波。P波时间正常者，考虑不全性右房内传导阻滞；P波时间大于110ms，双峰间距大于40ms，除外左房大者，考虑不全性左房内传导阻滞（图11-3）。

（2）常伴有房性期前收缩、房性心动过速、阵发性房扑或房颤。

2. 局限性完全性房内传导阻滞

（1）出现两组波形、节律和速度各不相同的心房波，一组为基本心律的心房波，每个心房波均可下传心室；另一组为阻滞圈内的心房波，均不能下传；且两者互不干扰对方的节律。但可相互重叠，形成房性重叠波。

（2）不能下传的P波频率多在30～60次/分，P-P周期多不规则，可以直立，也可以倒置，但在同一患者，形态固定。

3. 局限性完全性房内传导阻滞与房性并行心律鉴别

（1）局限性完全性房内传导阻滞不会出现房性融合波，而房性并行心律可以出现。

（2）局限性完全性房内传导阻滞P-P周期多不规则；房性并行心律时为一般规则。

（3）局限性完全性房内传导阻滞时，心房律一般在30～60次/分，而房性并行心律时一般为60次/分。

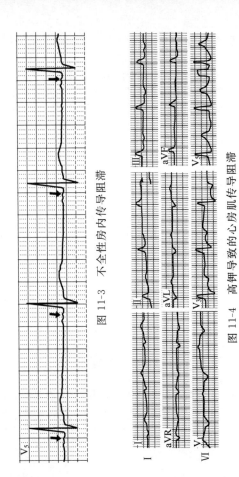

图 11-3 不全性房内传导阻滞

图 11-4 高钾导致的心房肌传导阻滞

（4）局限性完全性房内传导阻滞 P 波不能下传心室，而房性并行心律时 P 波可下传。

三、弥漫性完全性心房肌传导阻滞

弥漫性完全性心房肌传导阻滞又称窦室传导，是指心房肌在丧失兴奋性的情况下，窦房结发放的冲动经结间束传导至心室。多见于各种原因引起的高钾血症。心电图特点为 P 波逐渐消失，一系列 QRS 波形宽大畸形，酷似室性节律（图 11-4）。

四、房室传导阻滞

1. 一度房室传导阻滞

（1）每个 P 波之后都跟随出现一个 QRS 波群。

（2）P-R 间期固定，成人 P-R 间期≥0.20s（14 岁以下儿童 P-R 间期正常高限为 0.18s，老年人＞0.22s）（图 11-5）。

（3）两次检查结果进行比较，心率没有明显改变而 P-R 间期明显延长超过 0.04s 也可诊断为一度房室传导阻滞。

2. 二度Ⅰ型房室传导阻滞（莫氏Ⅰ型）

又称文氏现象，心电图诊断要点如下。（图 11-6）

（1）P-R 间期逐渐延长，直至发生心室漏搏。

（2）R-R 间期逐渐缩短。

（3）长的 P-P 间期短于两个短 P-P 间期之和。

（4）QRS 波群时间、形态一般正常（除非合并室内传导异常）。

（5）房室传导比例一般＞2∶1，如 3∶2，4∶3 等。

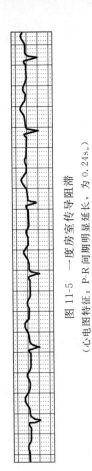

图 11-5　一度房室传导阻滞

（心电图特征：P-R 间期明显延长，为 0.24s。）

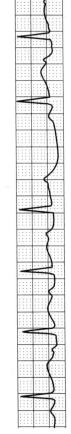

图 11-6　二度 I 型传导阻滞

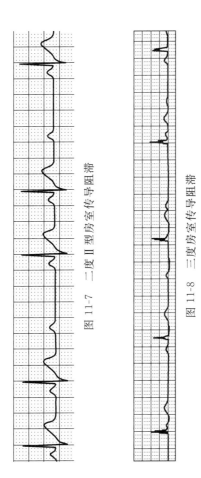

图 11-7　二度 II 型房室传导阻滞

图 11-8　三度房室传导阻滞

3. 二度Ⅱ型房室传导阻滞（莫氏Ⅱ型）（图11-7）

（1）在心室漏搏之前，P-R间期恒定。

（2）R-R间期无明显变化。

（3）长的P-P间期为短P-P间期的整数倍。

（4）房室传导比例一般为2∶1、3∶1等。

4. 三度房室传导阻滞（图11-8）

（1）P波与QRS波群无固定的时间关系，P波频率快于QRS频率，P-P间隔与R-R间隔各有其固定规律，P-R间期无固定关系。

（2）心房多在窦房结控制之下，故常可见到窦性P波，也可能为心房纤颤或心房扑动等。

（3）QRS波群时间、形态与频率，取决于心室节律点的位置。如心室节律点位于希氏束分叉以上，QRS波群时间、形态正常，心室率35～50次/分；当心室节律点位于希氏束之下，QRS波群呈宽大畸形，心室率35次/分以下。

五、室内传导阻滞

1. 右束支传导阻滞（图11-9）

（1）QRS时间延长，成人大于或等于0.12s，年长小儿大于0.10s，婴儿等于或大于0.09s。

（2）V_1呈rSR型或R波宽钝、挫折，V_5的S波宽钝、挫折而不深。Ⅰ导联及aVL导联S波宽阔。

（3）ST-T的方向与QRS波的主波方向相反。

（4）右室壁激动时间延长，成人大于0.06s，儿童大于0.05s。

（5）常见电轴右偏。

（6）不完全性右束支传导阻滞：有以上 QRS 波群的特点，但 QRS 波群时间成人为 $0.08\sim0.12s$，小儿为 $0.08\sim0.10s$。

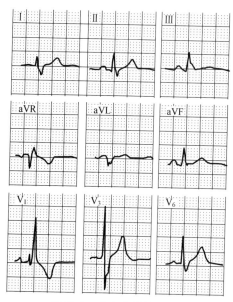

图 11-9 右束支传导阻滞

2. 左束支传导阻滞（图 11-10）

（1）QRS 时间延长，成人大于或等于 $0.12s$，年长小儿大于 $0.10s$，婴儿等于或大于 $0.09s$。

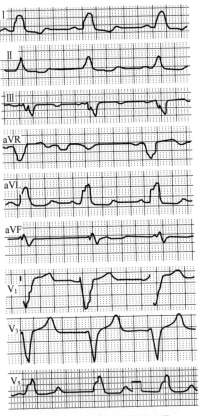

图 11-10　左束支传导阻滞

（2）V_5、V_6 呈 R 型，R 波宽钝、挫折，一般无 Q 波及 S 波，V_1 呈 QS 型或 RS 型，R 波极小，S 波宽钝、挫折。

（3）ST-T 的方向与 QRS 波的主波方向相反。

（4）左室壁激动时间延长，成人大于 0.06s，小儿大于 0.04s。

3. 左前分支阻滞（图 11-11）

（1）QRS 波群显著左偏：$-30°\sim-90°$。

（2）Ⅰ、aVL 导联呈 QR 型，Q 波小于 0.02s，Ⅱ、Ⅲ、aVF 导联呈 RS 型。

（3）aVR 导联多呈 QR 型。

（4）V_5、V_6 导联可为 QR 或 QRS，也可无 Q 波。

（5）QRS 波群时间正常或轻度延长，延长的程度不超过 0.02s。

4. 左后分支传导阻滞（图 11-12）

（1）QRS 波群右偏，在 120°以上。

（2）Ⅰ、aVL 呈 rS 型，Ⅱ、Ⅲ、aVF 导联呈 qR 型。

（3）QRS 波群时间正常或轻度延长。

（4）诊断还需排除其他电轴右偏的情况，如右室肥厚、肺气肿、正常小儿等。

5. 双分支传导阻滞（图 11-13）

（1）胸前导联有束支阻滞的图形的特征。

（2）肢体导联上出现分支阻滞图形的特征。

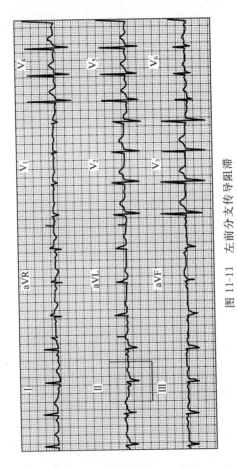

图 11-11 左前分支传导阻滞

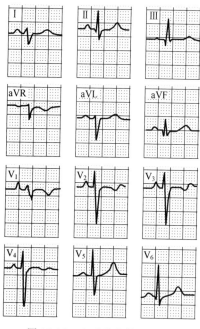

图 11-12 左后分支传导阻滞

6. 三分支传导阻滞

心电图诊断要点如下。

(1) 完全性束支阻滞的特征。

(2) 电轴左偏或右偏。

(3) 房室传导阻滞。

六、心肌梗死合并束支传导阻滞 (图 11-13、11-14)

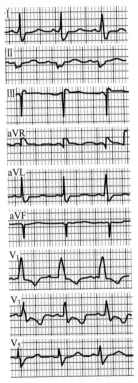

图 11-13 右束支合并左前分支传导阻滞

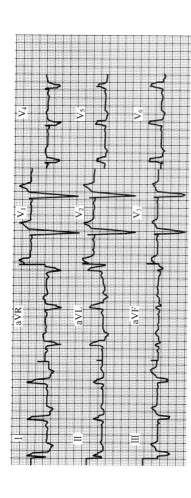

图 11-14 左束支传导阻滞（LBBB）与急性前壁心肌梗死

（心电图特征：窦性心律、电轴正常，LBBB图形，宽 QRS 波，I、aVL、V₅、V₆ 导联 T 波倒置）

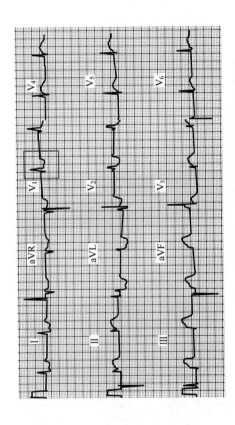

图 11-15 右束支传导阻滞（RBBB）与急性下壁心肌梗死

（心电图特征：窦性心律、电轴正常、V_1 导联 QRS 波呈 RSR 型、II、III、aVF 导联 ST 段明显抬高）

（1）初始 0.03～0.04s QRS 向量异常。

① 在除 aVR 导联和心脏呈垂直位时的 aVL 导联外，任何导联出现 Q 波的深度大于同一导联 R 波的 1/4，时间超过 0.04s。

② 在右侧胸导联，出现 q 波，不论其宽度和深度如何，若能除外右心室肥大及左束支前分支阻滞，则表示有心肌梗死（多为室间隔左心室内膜下梗塞）。

③ 在左束支传导阻滞者，在 I、aVL、及 V₄～V₆ 导联 R 波之前出现 Q 波，应视为室间隔心肌梗死或前壁心内膜心肌梗死。

（2）ST 向量的改变：心电图上出现 ST 段移位，在不同的导联上表现为 ST 段上抬或下移，且呈单向曲线特征性变化。

（3）心电图出现 T 波改变：早期为高尖 T 波，以后由直立变为倒置，T 波无论直立或倒置均有以下特征。

① 升支及降支与基线所形成的角度，大致相等。
② 基底较窄。
③ 顶点较尖。

（4）QRS 终末向量的改变：在出现坏死型 Q 波的导联上，出现终末 R 波。

第十二章

心律失常常见的电生理现象

一、递减传导

（1）房性早搏后 P-R 间期延长。

（2）二度 I 型房室传导阻滞。

（3）不同程度进行性加重的窦房、房室、束支及分支阻滞等。

二、房室双径及多径传导

（1）顺向型：约占 90%，心室率快，可达 200 次/分左右；节律绝对整齐；QRS 波呈室上型；心电图上常可见到逆行 P′ 波位于 QRS 波之后，R-P′ < P′-R。

（2）逆向型：发生室上性心动过速，心室率绝对整齐，心率可达 150～240 次/分，QRS 波宽大畸形，P′ 波在 II、III、aVF 导联倒置，R-P′ < P′-R，不并发房室传导阻滞。

三、文氏现象

文氏现象或称文氏周期，是二度传导阻滞的一种表现，可发生于传导系统任何部位。文氏现象具有以下特点：每一个周期开始的心搏传导正常，随后逐渐传导延迟，最后发生传导中断，传导中断后，传导系统得到"休息"，恢复传导能力，又重新开始新的活动周期。两次传导中断后第一搏动之间的间距称为文氏周期。

1. 房室传导的典型文氏现象

典型的房室传导文氏现象可概括为：R-R 间期渐短突长，长 R-R 间期短于两个最短的 R-R 间期之和。

（1）文氏周期第一个心搏 P-R 间期多正常，以后逐搏延长，最后发生 QRS 脱漏。

（2）P-R 间期虽然逐搏延长，但其递增量却逐渐减少。

（3）R-R 间期逐搏缩短，然后出现一长 R-R 间期，但此长 R-R 间期短于两个最短的 R-R 间期之和（图 12-1）。

（4）文氏周期第一个 R-R 间期长于文氏周期最后一个 R-R 间期。

（5）当房室传导比为 3∶2 时，出现短-长 R-R 间期，长 R-R 间期短于两个短 R-R 间期之和。（图 12-2）

2. 房室传导的不典型文氏现象

不典型的文氏现象有以下特点：文氏周期第一个心搏 P-R 间期总是相对缩短，短于文氏周期最后一个心搏的 P-R 间期。

（1）文氏周期第一次 P-R 间期增量并不是最大的。

（2）数次心搏 P-R 间期保持不变。

（3）P-R 间期出现一次或一次以上的逐搏缩短。

（4）文氏周期最后一次 P-R 间期增量大。

3. 房室传导的交替性文氏周期

是指在 2∶1 房室传导阻滞时下传心搏的 P-R（F-R）间期逐次延长，最后以 2 或 3 个 P（F）波连续

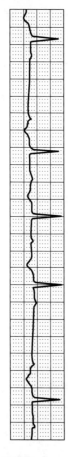

图 12-1 二度Ⅰ型房室传导阻滞（典型的 4∶3 文氏周期）

（心电图特征：P-R 间期由 0.21s→0.31s→0.35s，

R-R 间期由 0.85s→0.79s，然后出现一长 R-R 间期，为 1.36s）

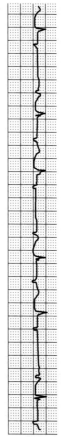

图 12-2 二度Ⅰ型房室传导阻滞（典型的 3∶2 文氏周期）

（心电图特征：P-R 间期进行性延长，然后发生 QRS 脱漏。

短长 R-R 间期交替出现，长 R-R 间期短于两个短 R-R 间期之和）

下传受阻而结束一个周期。交替性文氏周期常见于房性心律失常如心房扑动、心房颤动或房性心动过速伴发房室传导阻滞等（图 12-3）。

4. 窦房传导的典型文氏现象

（1）P-P 间期渐短突长。

（2）长 P-P 间期短于 2 个最短的 P-P 间期之和。

（3）文氏周期第一个 P-P 间期长于最后一个 P-P 间期（图 12-4）。

（4）当窦房传导比为 3：2 时，出现短-长 P-P 间期，长 P-P 间期短于两个短 P-P 间期之和（图 12-5）。

5. 心房异位起搏点传出的文氏现象

（1）P'-P'（或 F-F）间期渐短突长。

（2）长 P'-P'（或 F-F）间期短于 2 个最短 P'-P'（F-F）间期之和。

（3）文氏周围第一个 P'-P'（或 F-F）间期长于最后一个 P'-P'（或 F-F）间期（图 12-6）。

6. 交界区异位起搏点传出的文氏现象

（1）R-R 间期渐短突长。

（2）长 R-R 间期短于 2 个最短 R-R 间期之和。

（3）文氏周围第一个 R-R 间期长于最后一个 R-R 间期（图 12-7）。

（4）若为 3：2 传出阻滞时，出现短-长 R-R 间期，长 R-R 间期短于 2 个短 R-R 间期之和。

7. 心室异位起搏点传出的文氏现象

（1）R-R 间期渐短突长。

（2）长 R-R 间期短于 2 个最短 R-R 间期之和。

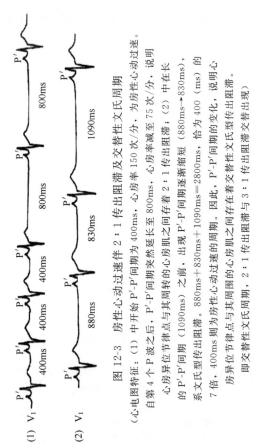

图 12-3 房性心动过速伴 2:1 传出阻滞及交替性文氏周期

（心电图特征：(1) 中矢始之后，P′-P′间期为 400ms，心房率 150 次/分，为房性心动过速。自第 4 个 P 波之后，P′-P′间期突然延长至 800ms，心房率减至 75 次/分，说明心房异位节律点与其周转的心房肌之间存在 2:1 传出阻滞；(2) 中在长的 P′-P′间期（1090ms）之前，出现 P′-P′间期逐渐缩短（880ms→830ms）的系文氏型传出阻滞。880ms＋830ms＋1090ms＝2800ms，恰为 400（ms）的 7 倍，400ms 则为其周围的心房肌的周期。因此，P′-P′同期的变化，说明心房异位节律点与其周围的心房肌之间存在着交替性文氏型传出阻滞。2:1 传出阻滞与 3:1 传出阻滞交替出现，即交替性文氏周期）

· 142 ·

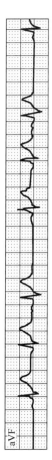

aVF

图 12-4　二度 I 型窦房传导阻滞（典型的 4：3 文氏周期）

（心电图特征：P 波为窦性，P-P 间期渐短突长，长 P-P 间期短于
2 个最短的 P-P 间期之和）

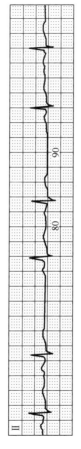

II

图 12-5　二度 I 型窦房传导阻滞（3：2 文氏周期）

（心电图特征：短-长 P-P 间期交替出现，长 P-P 间期短于 2 个短 P-P 间期之和）

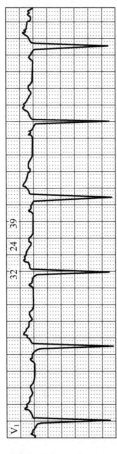

图 12-6 房性心动过速伴 3：1 房室传导阻滞及心房异位
起搏点 4：3 文氏型传出阻滞

（心电图特征：房室传导比例 3：1，P-R 间期恒定，故可肯定为 3：1 房室传导阻滞。
P 波呈双峰，P'-P'间期渐短突长（32ms→24ms→39ms）反映心房异位
起搏点 4：3 文氏型传出阻滞。心房周期＝(32ms＋24ms＋39ms)/(3＋1)＝23.8ms(1/100s)，
相当于 250 次/分，可能为房性心动过速或心房扑动）

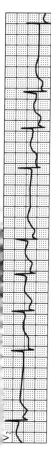

图 12-7　心房颤动、非阵发性交界性心动过速伴文氏型传出阻滞

（心电图特征：基础心律为心房颤动，QRS波群为室上性，R-R间期渐短突长，呈5及4∶3文氏型传出阻滞，心室周期65ms，相当于90次/分，但长R-R间期不短于2个最短的R-R间期之和，此点不符合典型的文氏现象）

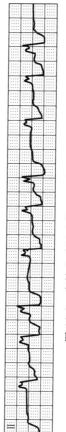

图 12-8　室性心动过速伴4∶3文氏型传出阻滞

（心电图特征：QRS波群呈宽大畸形，R-R间期渐短突长，长R-R间期短于2个最短R-R间期之和，心室率94次/分）

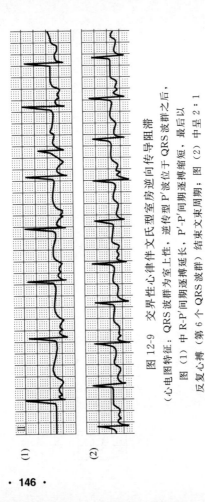

图 12-9 交界性心律伴文氏型室房逆向传导阻滞

（心电图特征：QRS 波群为室上性、逆传型 P' 波位于 QRS 波群之后，中 R-P' 间期逐搏延长、P'-P' 间期逐搏缩短，最后以反复心搏（第 6 个 QRS 波群）结束文氏周期；图（2）中呈 2：1 室房逆向传导阻滞）

(1)

(2)

Ⅱ

（3）文氏周期第一个 R-R 间期长于最后一个 R-R 间期（图 12-8）。

（4）若为 3∶2 传出阻滞时，出现短-长 R-R 间期，长 R-R 间期短于 2 个短 R-R 间期之和。

8. 交界区逆向传导的文氏现象

（1）QRS 波群为室上性，P 波为逆传型，R-P′间期逐渐延长，P′-P′间期逐渐缩短，最后出现 P′波脱漏。

（2）文氏周期最后一个心搏 R-P′间期最长，可能引起反复心搏，以反复心搏结束一个文氏周围。（图 12-9）

9. 室房逆向传导的文氏现象

（1）QRS 波群宽大畸形，P 波为逆传型，R-P′间期逐渐延长，P′-P′间期逐渐缩短，然后发生 P′波脱漏。

（2）文氏周期最后一个心搏 R-P′间期最长，可能引起反复心搏结束文氏周期。反复心搏 QRS 时间正常，也可呈室内差异性传导。

四、心室内差异性传导

1. 定义

心室内差异性传导是指室上性激动传至心室时出现的一种暂时传导异常，Marriot 将其分为 A、B、C 3 型。A 型室内差异性传导是心率增速、心动周期缩短时出现的室内差异性传导（3 相差异性传导）。C 型室内差异性传导则是心率减慢、心动周期延长时出现的室内差异性传导（4 相差异性传导）。B 型室内差异性传导则是指交界性激动通过纵向分离的希氏束引起的室内传导不同步,可见于心率增速时,也可能与心率无关。按照 Schanroth 的意见,A、C 型可称为时相性室内差异性传导,B 型则为非时相性室内差异性传导。

2. 室内差异性传导共有的心电图特点

(1) 三相波:80% 以上的室内差异性传导呈右束支阻滞型或右束支阻滞+左前分支阻滞型。当室内差异性传导呈右束支阻滞型,V$_1$ 导联呈 rSR' 型,V$_6$ 导联呈 qRs 型。这一征象诊断室内差异性传导的正确率几乎达 100%。

(2) 畸形 QRS 波群前的心房活动:畸形 QRS 波群前若能发现与其相关的 P 波,则可肯定为室内差异。

(3) 起始向量与正常下传心搏一致:当室内差异性传导呈右束支阻滞型时,其起始向量往往与正常下传的心搏一致。

(4) 成组搏动中第 2 个搏动呈现畸形:成组出现的搏动中,第 2 个搏动符合长-短周期顺序,最易发生室内差异性传导。

(5) 两种不同的束支阻滞图形交替出现时,中间仅间隔一次正常心搏,此种现象也为诊断室内差异性传导的有力佐证。

(6) QRS 波形的易变性:室内差异性传导的 QRS 波形易变性较大,从完全性束支阻滞型到不完全性束阻滞型,中间还可能有不同程度变异。QRS 波形的畸变程度承决于前收缩的联律间距和长-短周期，联律间距愈短，长-短周期比值愈大，QRS 波形畸变程度愈明显；联律间距愈长，长-短周期比值愈小，QRS 波形畸变程度愈轻。

（7）与以前的束支阻滞波形一致：如果发作心动过速时 QRS 波群的形态与以往束支阻滞形态一致，则可肯定为室上性心动过速。

3. 提早出现的心搏合并室内差异性传导

任何提早出现的心搏，特别是出现于长心动周期之后都可发生室内差异性传导。室上性期前收缩是最常见的情况，其次还可见于反复心搏、心室夺获等（图 12-10），应与室性期前收缩相鉴别。

4. 房性期前收缩合并室内差异性传导

（1）提早出现的宽大畸形 QRS 波群前有与其相关的 P′波，P′-R 间期正常或稍延长。早期 P′波常隐藏于 T 波之内，应注意搜寻和辨认。

（2）宽大畸形 QRS 波群多呈 RBBB 型，也可呈 LBBB 型。

（3）由于期前收缩联律间距不同，室内差异性传导程度也不同，可出现不同程度的束支传导阻滞图形（图 12-11）。

5. 阵发性房性心动过速合并室内差异性传导

阵发性房性心动过速合并室内差异性传导多呈 RBBB 型，有以下两种表现。

（1）仅心动过速第 1 个心搏（成组出现心搏中第 2 个心搏）发生室内差异性传导，后继心搏室内传导正常。仔细观察在宽大畸形 QRS 波群前可发现相关的早期 P′波（图 12-12）。

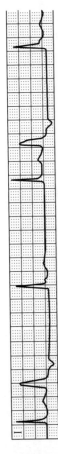

图 12-10 窦房传导阻滞、心室夺获伴室内差异性传导

（心电图特征：P-P 间期 1.80s，相当于 33 次/分，可能系 2：1 窦房传导阻滞。第 2、5 个 QRS 波群系心室夺获，因长-短周期而呈室内差异传导。其他 QRS 波群均为交界性逸搏，室内传导正常）

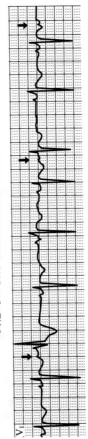

图 12-11 房性期前收缩伴房室结干扰及室内差异性传导

（心电图特征：基础心律为窦性；第 3、7、10 个 P 波为房性期前收缩，形态稍异；第 1 个房性期前收缩下传呈 rSR′型，为室内差异性传导；第 2 个房性期前收缩室内传导正常；第 3 个房性期前收缩未获下传，可能由于房室结干扰所致。箭头所指均为房性期前收缩的 P′）

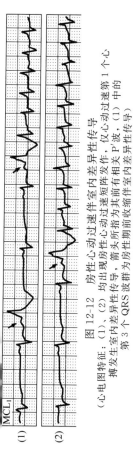

(1)

(2)

MCL₁

图 12-12 房性心动过速伴室内差异性传导

(心电图特征：(1)、(2) 均出现室内差异性传导，简发生室内差异性
搏发生室内差异性传导，简头所指为其前有相关 P'波。(1) 中的
第 3 个 QRS 波群为房性期前收缩伴室内差异性传导）

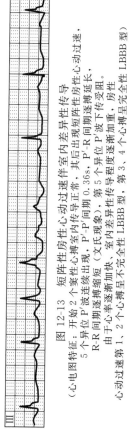

Ⅲ

图 12-13 短阵性房性心动过速伴室内差性传导

(心电图特征：开始 2 个窦性心搏室内传导正常，其后出现短阵性房性心动过速，
5 个异位 P'波连续出现。P'-P'间期 0.36s，P'-R 间期逐搏延长，
R-R 间期逐搏缩短（文氏现象），第 5 个异位 P'波下传受阻。
由于心率逐渐加重，室内差性传导程度逐渐加重，第 3、4 个心搏呈完全性 LBBB 型。
心动过速第 1、2 个心搏呈不完全性 LBBB 型）

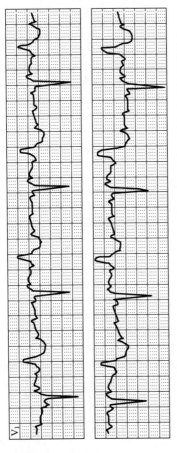

图 12-14 心房扑动 2：1 与 4：1 房室传导、短周期心搏伴心室内差异性传导

（心电图特征：P'波呈双向，频率相当于 280 次/分，考虑为心房扑动。房室传导 2：1 与 4：1 交替出现，出现于 2：1 房室传导的心搏因长-短周期而呈室内差异性传导）

（2）心动过速合并持续性室内差异性传导（蝉联现象）。所有的心动过速心搏均呈宽大畸形，在心动过速第1个心搏之前常可找到相关的早期 P′ 波，在后继心搏中，P′ 波往往不易确定（图 12-13）。

6. 心房扑动合并室内差异性传导

（1）心房扑动 1∶1 房室传导合并室内差异性传导：QRS 波群宽大畸形，酷似室性心动过速，心室率常大于 200 次/分。按摩颈动脉窦抑制房室结传导，出现房室传导阻滞，可显示被掩盖的 F 波，揭示心律失常的真相。

（2）心房扑动 1∶1 房室传导与 2∶1 房室传导、或 2∶1 房室传导与 4∶1 房室传导交替出现时，出现于短周期的心搏，因符合长-短周期顺序而呈室内差异性传导。（图 12-14）

7. 心房颤动合并室内差异性传导（图 12-15）

（1）符合长-短周期的心搏出现室内差异性传导，多呈 RBBB 型，长/短周期比值愈大，QRS 波群畸形愈明显。心房颤动合并室内差异性传导应与合并室性早搏相鉴别，因前者往往反映洋地黄量不足，而后者往往反映洋地黄过量。

（2）心房颤动 R-R 间期长短不一，凡短于临界心率的 R-R 间期出现室内差异性传导，而长于临界心率的 R-R 间期室内传导正常。

五、干扰

1. 房内干扰（房性融合波）

（1）心电图上出现 3 种 P 波，即纯异位 P′ 波、纯窦性 P 波和介于两者之间的房性融合波。由于窦性激动和房性异位激动使心房除极范围不同，房性融合波的形态也不相同，可偏向于窦性 P 波或偏向于房性异位 P′ 波。

（2）房性融合波与前一个 P 波的间距大体上与窦性 P-P 间期相等。（图 12-16）

2. 交界区干扰

（1）房性期前收缩 P-R 间期延长或下传受阻。

（2）窦性激动与交界性搏动发生干扰：有时在交界性搏动之前或其 ST-T 波段上出现窦性 P 波，窦性 P 波与交界性搏动无关，反映窦性激动与交界性激动在交界区发生干扰。

（3）窦性激动与室性收缩发生干扰：室性期前收缩常可隐匿性逆传至交接区，造成新的不应期，影响窦性激动的传导，前已述及。有时，室性期前收缩呈二联律，室性激动反复逆传至交界区，造成新的不应期，窦性 P 波下传的 P-R 间期逐渐延长，R-P 间期逐渐缩短，最后窦性 P 波落入交界区有效不应期内而受到阻滞。经过一次"休息"后，交界区恢复正常传导能力，P-R 间期恢复正常（图 12-17）。

（4）心房扑动伴 2∶1 房室传导 反映交界区生理性干扰，而非病理性传导阻滞

3. 室内干扰（室性融合波）

（1）心电图上出现 3 种 QRS 波群，即纯窦性 QRS 波群、纯室性异位 QRS 波群和介乎两者之间的室性融合波（图 12-18）。

（2）由于窦性激动和室性异位激动控制心室范

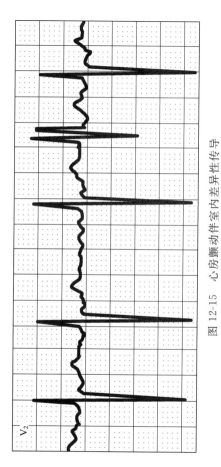

图 12-15　心房颤动伴室内差异性传导

（心电图特征：第 4 个 QRS 波群出现于长-短周期，呈室内差异性传导）

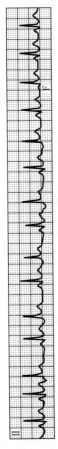

图 12-16 房性并行心律、房性融合波

（心电图特征：第 3、5、7、9、11 个 P 波均提早出现，呈逆传型，P'-R 间期大于 0.12s，但异位激动同距不等，提示其为房性并行心律。联律间距不等，为房性并行心律。第 13 个 P 波（F）形态介乎窦性 P 波与异位性 P 波之间，为房性融合波）

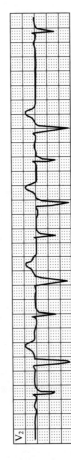

图 12-17 室性期前收缩引起的交接区干扰现象

（心电图特征：基础心律为窦性、室性期前收缩呈二联律、室性期前收缩之后的窦性心搏 P-R 间期逐渐延长、第 5 个窦性 P 波在交接区受到阻滞、第 6 个窦性 P 波同期恢复正常）

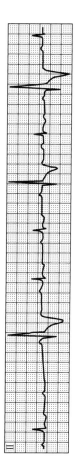

图 12-18 二度房室传导阻滞、室性期前收缩及室性逸搏、交界区干扰现象

（心电图特征：基础心律为窦性。第 2 个窦性 P 波未获下传，其前窦性心搏 P-R 间期明显长于其他窦性心搏，反映有二度 I 型房室传导阻滞。第 2 个 QRS 波群宽大畸形，延迟出现，为室性逸搏。第 7 个 QRS 波群宽大畸形，提早出现，为室性期前收缩，其前均有窦性 P 波，但 P-R 间期明显短于其他心搏，反映室性异位心搏逆传至交接区，与窦性 P 波之间发生干扰。第 5 个 QRS 波群形态介乎窦性心搏与室性异位心搏之间，P-R 间期略短，为室性融合波）

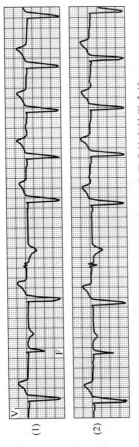

图 12-19　窦性心律与室性并行心律形成的室性融合波

（心电图特征：基础心律为窦性心律，呈左束支传导阻滞图形。

（1）、（2）第 4 个 QRS 波群为室性并行心律，呈右束支传导阻滞图形。

第 2 个 QRS 波群为窦性心律与室性并行心律形成的室性融合波）

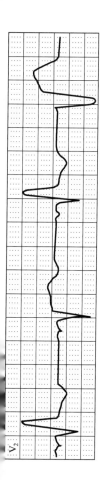

图 12-20 "奇特"的室性融合波

（心电图特征：第 1、3 个心搏为窦性心搏，呈 RBBB 型；第 2 个心搏为起源于右室的异位心搏与心搏与经左束支下传的都洗这过激动共同使心室除极，其形成的室性融合波时间、形态正常；第 4 个心搏为起源于右室的期前收缩，呈 LBBB 型）

不同，室性融合波的形态可偏向于室性异位 QRS 波群或偏向于窦性 QRS 波群（图 12-19）。

（3）室性融合波的起始向量可能与窦性心搏一致，也可能与室性异位心搏一致，这取决于窦性激动还是室性异位激动先使心室除极，如果窦性激动先使心室除极，则室性融合波的起始向量与窦性心搏一致，P-R 间期也与窦性心搏一致；如果室性异位激动先使心室除极，则室性融合波的起始向量与室性异位心搏一致，P-R 间期短于窦性心搏，但 P-R 间期缩短的时间不会 >0.06s，因为激动从心室最周边部位抵达房室交界区的时间为 0.06s。

（4）室性融合波的 QRS 时间一般超过窦性心搏，不会超过窦性心搏 0.06s。

（5）原有束支传导阻滞者起源于束支阻滞侧心室的异位心搏，可能与经对侧束支下传的窦性激动共同使心室除极，双侧心室同步除极，故形成的室性融合波时间、形态正常，被称为"奇特"的室性融合波。（图 12-20）

六、反复心搏

1. 心房激动引起的反复心搏（A-V-A 顺序）

（1）出现 P-QRS-P′ 顺序。第 1 个 P 波为窦性 P 波或房性异位 P′ 波，第 2 个 P 波为逆传型 P′ 波，两个 P 波之间的 QRS 波群为室上性，也可因室内差异性传导而呈宽大畸形。

（2）第 1 个 P 波房室传导时间多半延长，P-R 间期长于基础心律的 P-R 间期。

（3）第 2 个 P 波与其前 QRS 波群的间距（R-P′ 间

期）较短，有时逆传型 P 波位于 ST-T 波段上，应注意辨认。（图 12-21）

2. 交界区激动引起的反复心搏（V-A-V 顺序）

（1）出现 QRS-P'-QRS 顺序。第 1 个 QRS 波群起源于交界区，为室上性，P' 波为逆传型，第 2 个 QRS 波群也为室上性，可因室内差异性传导而呈宽大畸形。

（2）交界区逆传时间多半延长，R-P' 间期 > 0.20s，2 个 QRS 波群之间的间距一般不 > 0.50s。（图 12-22）

3. 室性异位激动引起的反复心搏（V-A-V 顺序）

（1）出现 QRS-P'-QRS 顺序。第 1 个 QRS 波群为室性异位性心搏，呈宽大畸形，P' 波为逆传型（有时缺如，为干扰的窦性 P 波所取代），第 2 个 QRS 波群为室上性，可因室内差异性传导而呈宽大畸形。

（2）室房逆传时间延长，R-P' 间期 > 0.24s。

（3）室性心动过速引起的反复心搏，当激动折返回至心室时，可能与下一次的室性异位激动共同使心室除极，形成室性融合波。（图 12-23）

七、并行心律

1. 房性并行心律

（1）异位 P' 波形态与窦性 P 波不同，联律间距明显不等。

（2）异位心搏周期相等，或长的异位心搏周期为短的异位心搏周期整倍数。

（3）可出现房性融合波。（图 12-24）

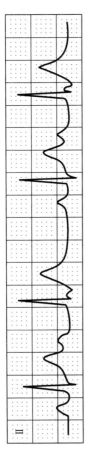

图 12-21 心房激动引起的反复心搏

（心电图特征：第 2、4 个心搏 P-R 间期明显延长，其后出现倒置的 P′ 波，为反复心搏）

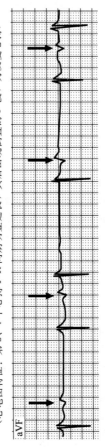

图 12-22 交界性心律引起的反复心搏

（心电图特征：QRS 波群为室上性，P 波为逆传型，位于 QRS 波群之后，R-P′ 间期均呈延长。第 2、5 个心搏 R-P′ 间期最长，因而激动又可能从交接区近侧折返下传至心室产生反复心搏）

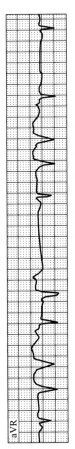

aVR

图 12-23 室性期前收缩引起的反复心搏

[心电图特征：基础心律为窦性，第 2、3、5、7、8 个 QRS 波群为室性期前收缩；
第 3、8 个 QRS 波群（第 2、5 个室性期前收缩）R-P′间期明显延长，
其后继的 QRS 波群时间、形态正常，为反复心搏；第 5 个 QRS 波群
（第 3 个室性期前收缩）也逆传至心房，但 R-P′间期较短，故未产生反复心搏]

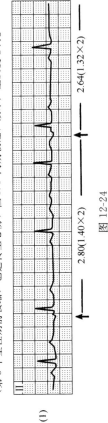

(1)

Ⅲ

2.80(1.40×2)

2.64(1.32×2)

图 12-24

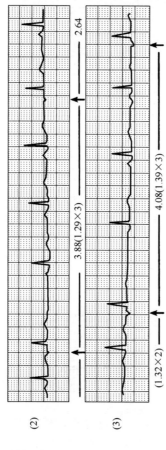

图 12-24　房性并行心律（Ⅱ导联连续描记）

（心电图特征：负向 P′波频频出现，联律间距明显不等，异位 P′波之间间距长短不一，均为 1.29～1.40 的整倍数。（2）中第 6 个 P′波明显变浅，可能系房性融合波）

2. 交界性并行心律

（1）出现联律间距明显不等的异位 QRS 波群，异位 QRS 波群为室上性，50%的病例在 QRS 波群之前可见逆传型 P'波，P'-R 间期一般小于 0.12s。

（2）异位 QRS 波群之间周期相等，或长的心动周期为短的心动周期的整倍数。

（3）出现房性或室性融合波。

3. 室性并行心律

（1）联律间距不固定，联律间距之间的差距常大于 0.08s。

（2）异位心搏之间可找出最大公约数。长的异位心搏间距为短的异位心搏间距的整倍数，或者在长短不同的异位心搏间距之间可找到最大公约数，这个最大公约数可能就是异位起搏点的心动周期。

（3）室性融合波。

以上 3 个基本特点的具备，并行心律的诊断可以肯定，有时由于并发某些情况，3 个基本特点可能缺少 1 个，此时并行心律的诊断仍可考虑。如图 12-25，异位心搏联律间距不固定，多次出现室性融合波，虽异位心搏间距波动于 1.30～1.48s，室性并行心律的诊断仍可考虑。

八、蝉联现象

1. 束支间的蝉联现象

（1）室上性心动过速或心房颤动可因持续发生蝉联现象而呈持续性室内差异性传导，QRS 波群宽大畸形，类似室性心动过速。（图 12-26）。

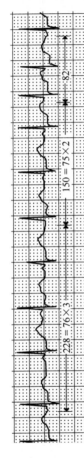

228＝76×3 ·—— 150＝75×2 ·—82·

图 12-25　交界性并行心律

（心电图特征：异位 QRS 波群为室上性，可见逆传型 P′波，P′-R 间期小于 0.12s，长的心动周期为短的心动周期的整数位）

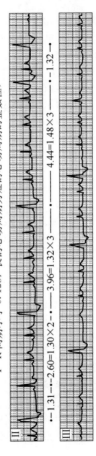

·—1.31·—·2.60＝1.30×2·—·3.96＝1.32×3 ·——4.44＝1.48×3 ——·1.32·

图 12-26　室性并行心律

（心电图特征：Ⅱ导联第 2、3、6、10、15、17 个 QRS 波群呈宽大畸形，联律间距不固定，第 3、10 个 QRS 波群为室性融合波，异位心搏同距的最大公约数为 1.30～1.48s）

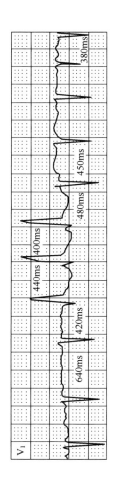

图 12-27　心房颤动伴发蝉联现象

（心电图特征：$R_2 \sim R_3$ 和 $R_3 \sim R_4$ 间期分别为 640ms 与 420ms，符合长-短周期，故 R_4 呈 RBBB 型室内差异性传导。当激动沿左束支下传的时候又可逆向隐匿性传至右束支，引起右束支再次功能性阻滞，即发生蝉联现象。$R_6 \sim R_7$ 间期为 480ms，激动传至右束支时，右束支已脱离不应期，故蝉联现象终止。）

（2）房性期前收缩二联律合并交替性束支阻滞与正常室内传导，或合并交替性左右束支阻滞，均与束支间蝉联现象有关。

2. 房室快慢径路间的蝉联现象

（1）快径路蝉联现象：快径路传导速度快，不应期长，而慢径路传导速度慢，不应期短。一个适时的室上性激动下传时快径路处于不应期而发生功能性阻滞，激动沿慢径路下传（P-R 间期延长）而逆向隐匿性传至快径路发生蝉联现象。蝉联现象持续发生，激动就持续沿慢径路下传。

（2）慢径路蝉联现象：室上性激动沿快径路（此时快径路不应期短）下传时 P-R 间期正常，激动沿快径路下传同时又可逆向隐匿性传至慢径路发生蝉联现象。蝉联现象持续发生，激动就持续沿快径路下传。

3. 旁路与房室传导系统之间的蝉联现象

（1）旁路蝉联现象：旁路传导速度快，不应期长，早期发生的激动在旁路受阻，而由正常房室传导系统下传，QRS 波群时间、形态正常，原来由旁路下传的预激波形消失。激动由房屋传导系统下传同时又可逆向隐匿性传至旁路，使旁路持续发生功能性阻滞。

（2）房室传导系统蝉联现象：适时的室上性激动可能由旁路下传（此时旁路不应期短），而在房室传导系统受阻，这样就可产生完全性预激的 QRS 波形。激动由旁路下传同时又可逆向隐匿性传至房室传导系统，使其发生持续性功能性阻滞。预激综合征合并房颤由于沿旁路下传可呈现 QRS 波群宽大畸形，有时可被误诊为室性心动过速。

第十三章

起搏器心电图

一、单腔起搏器心电图

1. 心室起搏心电图

（1）在起搏信号（钉样标记）之后出现 QRS 波群。

（2）QRS 波群宽大畸形（时间＞0.12s），其形态取决于心室起搏的部位。

（3）可有室性融合波。

（4）相应的 T 波方向与 QRS 主波方向相反。（图 13-1）

2. 右室心尖部起搏心电图

由于除极波缓慢自右向左、自心尖部向心底部除极，其 QRS 波类似于左束支传导阻滞合并左前分支阻滞的图形。

（1）电轴左偏，多在-90°～-30°。

（2）胸导联 QRS 波群形态有两种。

① V_5、V_6 呈宽大向上的波（图 13-2）。

② V_5、V_6 呈宽 QRS 波，以 S 波为主（图 13-3）。

3. 右室流出道起搏心电图

由于除极波自心底部向心尖部除极，产生左束支传导阻滞合并电轴偏下的图形（图 13-4）。

4. 心房起搏心电图

（1）在起搏信号（钉样标记）之后出现 P′波（图

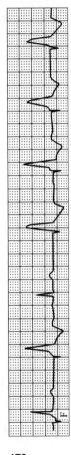

图 13-1 VVI 起搏心电图

（心电图特征：起搏频率 70 次/分。第 2、4、5、6、7 个心搏均为起搏心搏。注意起搏刺激信号（钉样标记）位于 QRS 波之前。第 3 个心搏为自发心搏。起搏器感知到心室自身 R 波后抑制起搏脉冲的发放。第 1 个心搏为窦性心搏与起搏心搏形成的室性融合波）

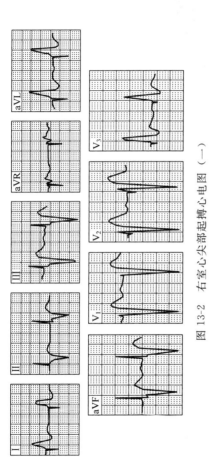

图 13-2　右室心尖部起搏心电图（一）

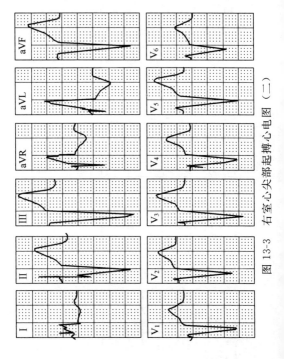

图 13-3 右室心尖部起搏心电图（二）

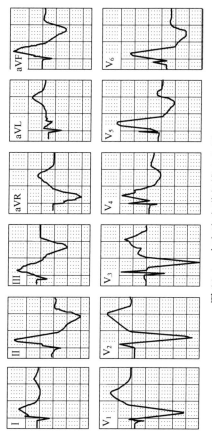

图 13-4　右室流出道起搏心电图

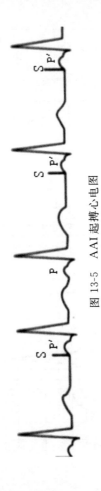

图 13-5　AAI 起搏心电图

（心电图特征：S 代表心房刺激信号（钉样标记）；P'代表起搏的 P 波，P 代表窦性的 P 波，窦性 P 波致起搏器感知后抑制起搏脉冲的发放）

13-5）。

（2）心房起搏部位和除极顺序不同，起搏的 P'
波形态也不同。右心耳是最常见的心房起搏部位，由
于右心耳在窦房结附近，因此右心耳起搏的 P'波形
态与窦性 P 波近似。

（3）可有房性融合波。

二、双腔起搏器心电图

（1）AAI 工作方式：可见心房起搏（AP）和心
房感知（AS）。（图 13-6）

（2）VAT 工作方式：可见心房感知（AS）和心
室起搏（VP）。（图 13-7）

（3）DDD 工作方式：可见心房感知（AS）和心
房起搏（AP），心室感知（VS）和心室起搏（VP）。
（图 13-8）

三、感知和起搏功能障碍心电图表现

1. 心房感知不良

指起搏器对自身 P 波不能感知，仍按基础起搏
间期发放起搏脉冲，心电图表现为在自身 P 波之后
或其内可见到心房起搏信号。（图 13-9）

2. 心室感知不良

指起搏器对自身 QRS 波群不能感知，仍按基础
起搏间期发放起搏脉冲，心电图表现为在自身 QRS
波之后或其内可见到心室起搏信号。（图 13-10）

3. 心房感知过度

指起搏器对不应被感知的信号发生感知，误认为
是自身心房波，从而抑制心房起搏信号的发放。由于

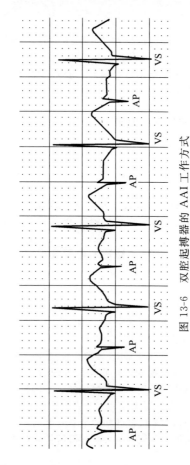

图 13-6 双腔起搏器的 AAI 工作方式

（自主心房率低于起搏器下限频率，天然房室结传导功能良好时，心房起搏沿正常的房室交接区下传激动心室）

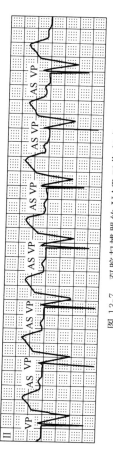

图 13-7 双腔起搏器的 VAT 工作方式

（自主心房率高于起搏器低限频率，抑制心房起搏，自主心房波延起搏器下传起搏心室）

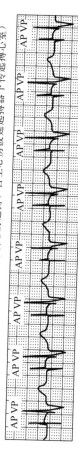

图 13-8 双腔起搏器的 DDD 工作方式

（心房起搏后触发心室起搏，心室起搏后又在 VA 同期的控制下触发心房起搏，当自主心房率高于下限频率后抑制心房起搏）

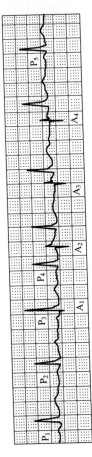

图 13-9 AAI 起搏器感知不良

（心电图特征：P 代表窦性 P 波，A 代表心房刺激信号，基础起搏频率为 70 次/分，基础起搏周期 860ms，抑制了心房起搏脉冲的发放，P₃、P₄ 未被感知，A₁、P₁、P₂、P₅ 均被感知，说明存在心房感知不良。除 A₁ 落A₂ 分别落在 P₃、P₄ 之后，P₂A₁、A₁A₂ 同距均为 860ms，说明起搏脉冲发放之后有形态有别于窦性 P 波的房波入心房自身的不应期外，其他起搏脉冲均能起搏心房，说明起搏功能良好）

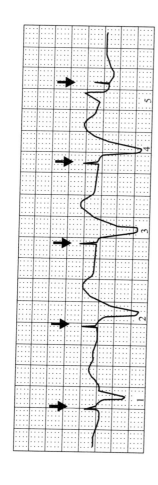

图 13-10 VVI 起搏器感知不良

（心电图特征：第 5 个心搏为自身心搏，未被感知，故未抑制起搏脉冲的发放，其后可见到起搏刺激信号，故存在心室感知不良）

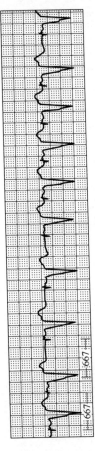

图 13-11　AAI 起搏器感知过度

(心电图特征：图中无自身 P 波，可见长短不同（667ms 和 920ms）的两种心房起搏间期，基础起搏脉冲后都可见到心房波，说明起搏功能良好。基础起搏频率设置为 90bpm。基础起搏间期为 667ms，出现长周期说明在此周期内发生了心房感知事件，而重整了起搏器同期，从长周期的终点往回测量一个基础起搏同期（667ms），可以发现，起搏器感知到的是 QRS 波，提示感知过度)

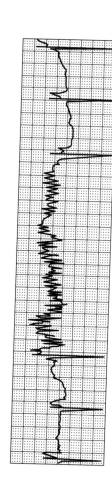

图 13-12　VVI 起搏器感知过度

（心电图特征：在连续 3 个心室起搏夺获之后连续感知到肌电干扰而抑制起搏脉冲的发放，出现了长达 3200ms 的长间歇，说明存在心室感知过度）

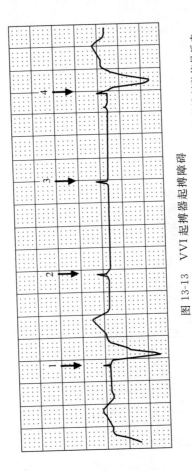

图 13-13　VVI 起搏器起搏障碍

（心电图特征：第 1、4 个起搏刺激信号后引起 QRS 波群，第 2、3 个起搏刺激信号后未引起 QRS 波群，提示间歇性起搏障碍）

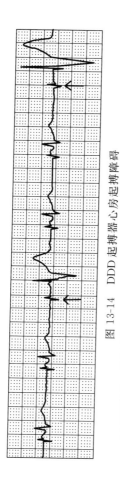

图 13-14 DDD 起搏器心房搏障碍

（心电图特征：图中可见连续性心房起搏，大部分为自身下传的 QRS 波群，间断有心室起搏脉冲发放，箭头所示心房起搏刺激信号后示无心房波，提示心房起搏不良）

心房波的振幅低，心房感知灵敏度设置得较高，故更容易发生感知过度。(图 13-11)

4. 心室感知过度

指起搏器对不应被感知的信号发生感知，误认为是自身心室波，从而抑制心室起搏信号的发放。(图 13-12)

5. 起搏功能障碍 (图 13-13、13-14)

❖ 第十四章 ❖

心电综合征

一、病态窦房结综合征

(1) 明显而持久的窦缓，心率＜50 次/分，且不易用阿托品等药物纠正。

(2) 多发性窦性停搏或严重的窦房阻滞。

(3) 明显窦缓伴阵发室上性快速心律发作（如阵发性室上速、房颤）。

二、预激综合征

1. 预激综合征的分型及心电图鉴别

分为典型的预激综合征（W-P-W 综合征）、短 P-R 综合征（L-G-L 综合征）及 Mahaim 型预激综合征（图 14-1）。各型心电图鉴别要点见表 14-1。

表 14-1 预激综合征各型的鉴别要点

项目	典型的预激综合征(W-P-W 综合征)	短 P-R 综合征(L-G-L 综合征)	Mahaim 型预激综合征
P-R 间期	＜0.12s	＜0.12s	正常
QRS 时间	＞0.11s	正常	＞0.11s
继发性 ST-T 改变	有	无	有
△波	有	无	有
类似心肌缺血	是	否	是
类似心室肥大	是	否	是

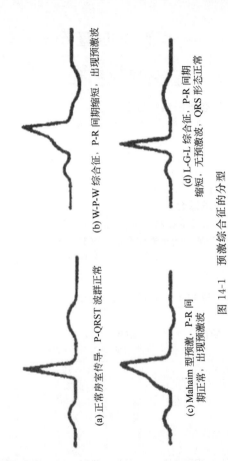

(a) 正常房室传导，P-QRST 波群正常

(b) W-P-W 综合征，P-R 间期缩短，出现预激波

(c) Mahaim 型预激，P-R 间期正常，出现预激波

(d) L-G-L 综合征，P-R 间期缩短，无预激波，QRS 形态正常

图 14-1　预激综合征的分型

2. 典型的预激综合征的心电图表现

（1）窦性心搏的 PR 间期<0.12s。

（2）某些导联 QRS 时间>0.11s，QRS 波群起始部分粗钝（称 delta 波），终末部分正常。

（3）ST-T 波呈继发性改变，与 QRS 波群主波部分方向相反。根据心前区导联 QRS 波群的形态将预激综合征分成两型，A 型 QRS 主波均向上，预激发生在左室或右室后底部；B 型在 V₁ 导联 QRS 波群主波向下，V₅、V₆ 导联向上，预激发生在右室前侧壁。（图 14-21）

3. 预激综合征并发心律失常的心电图特点

（1）预激综合征合并顺向传导型房室折返性心动过速（O-AVRT）（图 14-3）

① 频率 160～220 次/分，常可大于 200 次/分。

② QRS 时间<0.10s，如并发室内差传（功能性束支传导阻滞），QRS 波群呈宽大畸形，可呈 LBBB 型室内差异性传导或 RBBB 型室内差异性传导。

③ P 波多呈逆传型，位于 QRS 波群之后，R-P′ 间期>70ms，且小于 P′-R 间期，如旁路逆传速度慢（慢旁路），R-P′ 间期>P′-R 间期。

④ QRS 电交替相对多见，其诊断标准为 QRS 振幅相差 1mm 以上，持续时间>10s。

⑤ 如心动过速并发室内差异性传导（功能性束支传导阻滞）时心率减慢，R-R 间期相差 35ms 以上，提示旁路与阻滞的束支同侧。

⑥ 如出现二度房室传导阻滞，心动过速立即停止发作，因正常房室传导途径为折返圈中不可分割的一环。

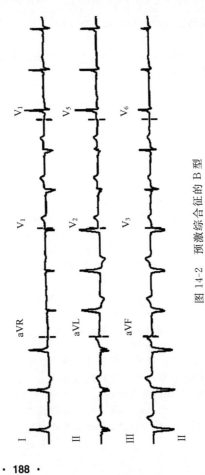

图 14-2 预激综合征的 B 型

（心电图特征：窦性心搏的 PR 间期<0.12s，某些导联 QRS 时间>0.11s，QRS 波群起始部分粗钝（称 delta 波），终末部分正常；ST-T 波呈继发性改变，与 QRS 波群主波部分方向相反。V_1 导联 QRS 波群主波向下，V_5、V_6 导联向上）

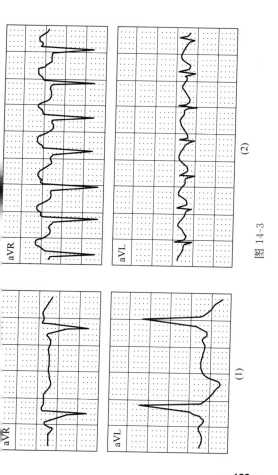

(1)

(2)

图 14-3

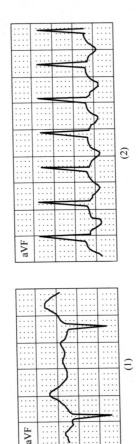

(1)

(2)

图 14-3 顺向传导型房室折返性心动过速

（心电图特征：（1）为窦性心律，P-R 间期缩短，QRS 时间<0.10s，R-R 间期匀齐，激图形明显不同；（2）为发作心动过速，出现预激波，与预激图形形态不同，心室率 210/min，P 波呈逆传型，在 aVR 导联位于 ST 段上为小的突起，在 aVF 导联酷似 r'，）

⑦ 按摩颈动脉窦可能终止发作。

（2）预激综合征合并逆向传导型房室折返性心动过速（A-AVRT）（图 14-4）

① 频率 160～220 次/分，常可大于 200 次/分。

② QRS 波群宽大畸形，有时在 QRS 波群起始部分粗钝（称 δ 波）。

③ P 波一般看不到，有时可见到逆传型 P′波，位于 QRS 波群之前，P′R 间期极短。

④ 按摩颈动脉窦可能终止发作。

（3）预激综合征合并阵发性心房颤动（图 14-5）

① R-R 间期极不规则，相差＞0.05s，R 波之间可见 f 波。

② 心室率常大于 180 次/分，有时高达 240 次/分。

③ QRS 波群可呈宽大畸形（沿旁路下传），QRS 波群起始部分粗钝（称 δ 波）。A 型预激合并房颤者胸导联 QRS 主波均向上。有时在较长间歇之后出现时间正常的 QRS 波群（沿正常房室传导途径下传），还可见到不同程度的室性融合波（同时沿正常传导途径和旁路下传）。

④ 静注洋地黄或维拉帕米不仅无效，有时可因缩短旁路不应期，使心室率进一步加快，甚至诱发心室颤动。

（4）预激综合征合并室性期前收缩：舒张晚期的室性期前收缩有时很像是预激图形，因其 P-R 间期较短，QRS 波群畸形，应加以鉴别。不同点为室性

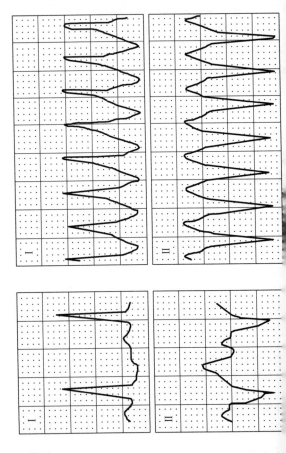

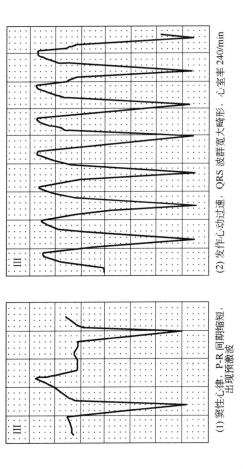

(1) 窦性心律，P-R 间期缩短，出现预激波

(2) 发作心动过速，QRS 波群宽大畸形，心室率 240/min

图 14-4　逆向传导型房室折返性心动过速

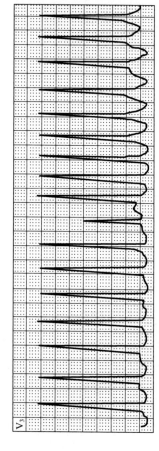

图 14-5 预激综合征伴心房颤动

（心电图特征：QRS波群宽大畸形，起始部分出现预激波，R-R间期极不规则，相差>0.05s，心率180次/分左右）第8个QRS波群为"室性融合波"，心室率180次/分左右）

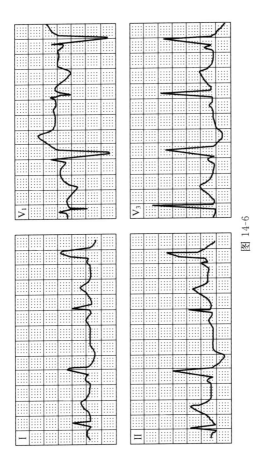

图 14-6

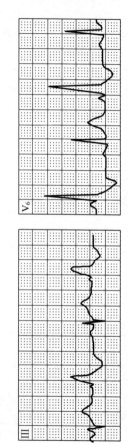

图 14-6　2∶1 旁路传导阻滞正常传导心律与预激图形交替出现

期前收缩的整个 QRS 波群均呈畸形，起始部分无 δ 波，而且提前出现。一般要确诊预激图形，至少应有一个心搏连续出现，形态相同，P-R 间期同样程度的缩短。

（5）预激综合征合并一度房室传导阻滞：沿正常房室传导途径下传的心搏 P-R 间期延长，沿旁路下传的心搏 P-R 间期可在正常高限或缩短。

（6）预激综合征合并二度房室传导阻滞

① 正常途径和旁路同时发生二度房室传导阻滞：沿两条途径同时下传的心搏为室性融合波，两条途径传导均受到阻滞则引起心室漏搏。

② 仅旁路发生二度传导阻滞：出现正常 QRS 波群或典型的预激图形，如旁路发生 2:1 传导阻滞时，正常 QRS 波群与预激图形交替出现（图 14-6）。

三、Bruguda 综合征

1. 心电图诊断要点

（1）心电图呈右束支阻滞（RBBB）样图形，$V_1 \sim V_3$ 导联 ST 段抬高，呈下斜型及马鞍型 2 两种形态，一般 V_1、V_2 导联呈下斜型抬高为主，而 V_3 导联呈马鞍状。（图 14-7）

（2）左胸导联 S 波不宽，因此 RBBB 不典型。

（3）PR 间期及 QT 间期正常。

（4）异常的心电图可以持续数十年，但心电图也有短暂的正常化，正常的心电图可以维持 2~4 月，以后又变异常。（图 14-8、14-9）

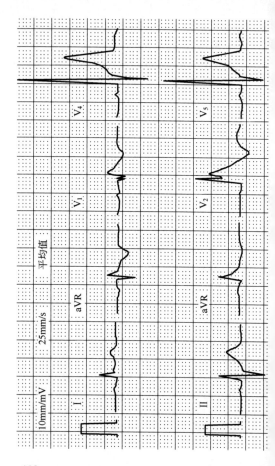

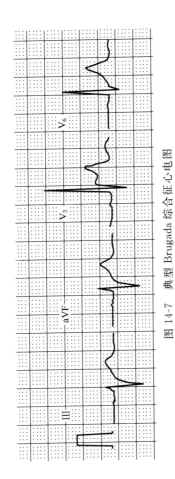

图 14-7　典型 Brugada 综合征心电图

（心电图特征：ST_{V_1, V_2} 呈尖峰状下斜型抬高，ST_{V_3} 呈马鞍型抬高，T_{V_1, V_2} 倒置，V_1、V_2 出现 R' 波）

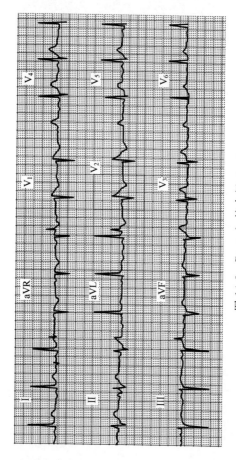

图 14-8 Brugada 综合征（一）

（心电图特征：窦性心律、电轴正常、QRS 波同期正常，V₁、V₂ 导联呈 RSR'形态，ST 段呈下斜型抬高，V₆ 导联没有 S 波）

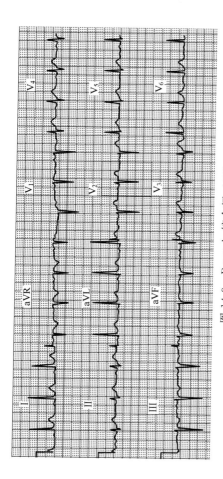

图 14-9 Brugada 综合征（二）

（心电图特征：与图 14-8 为同一个病人，1 天以后病人心电图转变为正常）

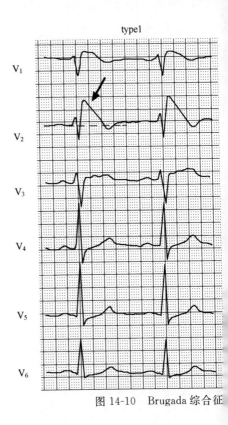

图 14-10　Brugada 综合征

type2   type3

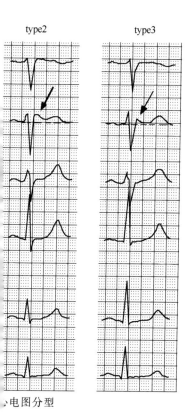

电图分型

（5）电生理检查可诱发室速或室颤。

（6）多有家族史，未见心脏器质性改变，常以晕厥、猝死为首发表现。

2. 分型

根据心电图图形改变可分为如下三型。（图 14-10）

（1）1 型：以突出的"穹隆型"ST 段抬高为特征，表现为 J 波或 ST 段抬高≥2mm 或峰值大于 0.2mV，伴随 T 波倒置，其间极少或无等电位线。

（2）2 型：J 波幅度（≥2mm）引起 ST 段逐渐下斜型抬高（在基线上方仍然≥1mm），紧随正向或双向 T 波，形成"马鞍型"ST 段图型。

（3）3 型：右侧胸前导联 ST 段抬高＜1mm，可以表现为"马鞍型"或"穹隆型"，或两者兼有。

3. 鉴别诊断

（1）急性前间壁心肌梗死：心梗时 V_1～V_3 导联 ST 段与 T 波升支融合，呈单向曲线弓背上抬，对应导联 ST 段压低，且随着病情发展呈典型 ST-T 演变过程，患者多有冠心病病史、心绞痛症状和心肌酶谱升高。

（2）急性心包炎：急性心包炎除 V_1 和 aVR 导联外，其他所有导联 ST 段呈凹面向上抬高，有发热心前区疼痛及心包填塞症，二维超声可探及积液。

（3）原发性室颤：无明显器质性心脏病，发作室颤时常呈扭转型，同时伴有 Q-T 间期的延长，无右束支传导阻滞及 V_1～V_3 导联 ST 段抬高的特点。

（4）特发性 J 波：特发性 J 波与 Brugada 综合临
的共同临床特征是：患者均无明显器质性心脏病，都
有心室颤动史及猝死的危险。不同点为：前者呈特征
性 J 波，12 导联均可出现，以下壁导联及左侧胸导
联最为明显，不伴有 ST 段抬高，V_1、V_2 导联 J 波极
性常向下，后者 $V_1 \sim V_3$ 导联 ST 段抬高，伴或不伴
右束支传导阻滞。

（5）早期复极综合征：早复极常发生于男性青
年，但 ST 段抬高属于正常心电图变异，不出现心律
失常。$V_2 \sim V_4$ 导联呈凹面向上抬高、T 波正向，常
伴有 J 点上抬，活动后 ST 段及 J 点可恢复至正常。

四、特发性长 QT 综合征

特发性长 QT 综合征（LQTS）是指具有心电图
上 QT 间期延长、T 波异常，易产生室性心律失常，
尤其是尖端扭转性室性心动过速、晕厥和猝死的一组
综合征。心电图诊断要点：女性 Q-Tc≥0.48s，或男
性 Q-Tc≥0.47s 即可作为独立的诊断标准；若 Q-Tc
介于 0.41～0.46s 之间，应进一步结合病史、临床表
现和心电图改变来诊断。

五、短 QT 综合征

无明确病因的发作性心悸、晕厥、猝死和心房扑
动、心房颤动、室性心动过速及心室颤动等，心电图
特征性改变为 Q-T 间期显著缩短。目前尚无公认的
短 QT 综合征诊断标准。以 Q-T 间期≤300ms 且
Q-Tc≤320ms 作为诊断标准比较恰当。

第十五章

心电图诊断试验和
动态心电图检查

一、心电图负荷试验

1. 心电图负荷试验的适应证

（1）对不典型胸痛或可疑冠心病病人进行鉴别诊断。

（2）评估冠心病病人的心脏负荷能力。

（3）评价冠心病的药物或手术治疗效果。

（4）心肌梗死病人出院前负荷试验有助于预后判断：阳性提示多支病变，运动中出现恶性心律失常为猝死的预测因素之一。

（5）在冠心病人中筛选高危病人做冠脉介入或旁路移植手术治疗。

（6）评价某些心律失常的性质。

（7）评价各种症状如胸痛、眩晕、昏厥发作的病因。

2. 心电图负荷试验的绝对禁忌证

（1）急性心肌梗死（2天内）。

（2）高危不稳定型心绞痛。

（3）未控制的伴有临床症状或血流动力学紊乱的严重心律失常（室性心动过速，完全性房室传导阻滞）。

（4）急性心肌炎或心包炎，亚急性细菌心内膜炎，急性风湿热。

（5）有症状的严重主动脉瓣狭窄。

（6）急性或严重充血性心力衰竭，心源性休克。

（7）急性肺栓塞或肺梗死。

（8）急性主动脉夹层。

（9）严重运动障碍（如截肢，严重关节炎，残障）。

3. 心电图负荷试验的相对禁忌证

（1）严重的高血压（200/110mmHg）。

（2）冠状动脉左主干狭窄。

（3）明显的运动障碍。

（4）肥厚性心肌病或其他流出道梗阻性心脏病。

（5）中度狭窄的瓣膜性心脏病。

（6）安装了固定频率的人工起搏器。

（7）药物中毒，电解质紊乱。

（8）快速性心律失常或缓慢性心律失常。

4. 心电图负荷试验的终止指标

（1）达到目标心率（急性心肌梗死后达≥120/次/分即可，使用 β 受体阻滞药者≥110 次/分）。

（2）出现进行性加重的心绞痛。

（3）ST 段水平或下斜型压低>2mm 为终止相对指征，≥4mm 为绝对指征。

（4）ST 段抬高≥1mm。

（5）出现恶性心律失常（室速、RonT 现象、室颤、室上速、多源性室早）。（图 15-1、15-2、15-3）

（6）收缩压不升或下降>10mmHg。

（7）收缩压>220mmHg。

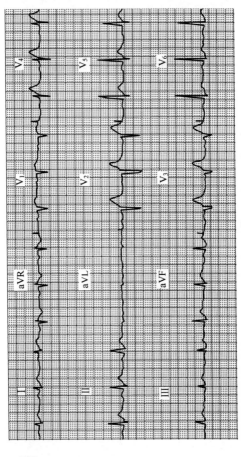

图 15-1　运动试验前心电图大致正常

（心电图特征：窦性心律，心率 75 次/分，V₆ 导联可能非特异性 ST 段压低）

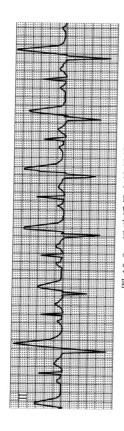

图 15-2 运动诱导室性早搏

（心电图特征：与图 15-1 为同一病人，窦性心律伴室性早搏二联律）

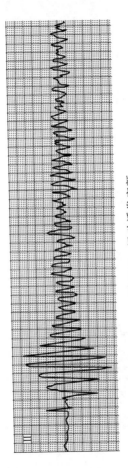

图 15-3 运动诱发室颤

（心电图特征：与图 15-1、15-2 为同一病人，窦性激动后
出现早搏伴 RonT 现象，诱发短阵室速，随之出现室颤）

（8）出现明显症状和体征：呼吸困难、苍白、发绀、头晕、步态不稳等。

（9）运动试验引发室内阻滞。

（10）病人体力不支，要求终止试验。

（11）急性心梗。

5. 心电图负荷试验的阳性标准

运动中出现典型心绞痛，运动中或运动后出现 ST 段水平或下斜型下降≥1mm（J 点后 60～80ms）持续 2 分钟，或运动中出现血压下降。（图 15-4、15-5、15-6、15-7）。

6. 引起运动试验假阳性的常见因素

（1）药物：洋地黄类（图 15-8、15-9）、排钾利尿药、雌激素、镇静药。

（2）器质性心脏病。

（3）低血钾。

（4）原有心电图异常（LVH/RVH、RBBB/LBBB、W-P-W、心尖肥厚型心肌病、非特异性 ST 段改变、心房复极波）。

（5）其他：年轻女性、过度通气、糖摄入、漏斗胸等。

7. 引起运动试验假阴性的常见因素

（1）药物：β 受体阻滞药、扩血管药物、奎尼丁、硝酸酯类等。

（2）心电图异常：电轴左偏、左前分支阻滞。

（3）冠心病：陈旧性心梗、单支冠脉病变。

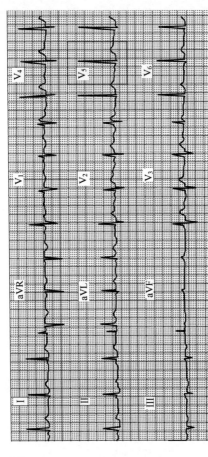

图 15-4 运动前心电图大致正常

（心电图特征：窦性心律、电轴正常、QRS 波正常、Ⅲ、aVF 导联非特异性 T 波改变）

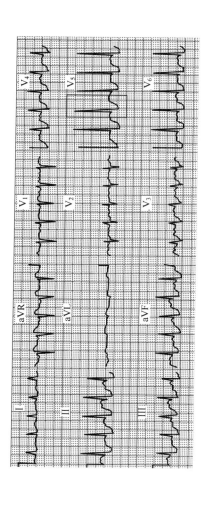

图 15-5 运动诱导心肌缺血

（心电图特征：与图 15-4 为同一病人，窦性心律，心率 138 次/分。
Ⅱ、Ⅲ、aVF，$V_4 \sim V_6$ 导联 ST 段水平下移）

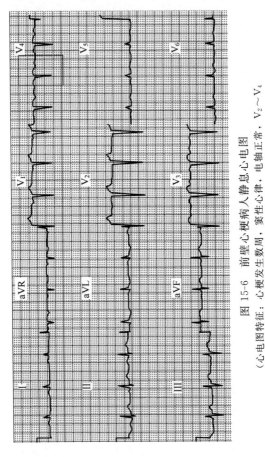

图 15-6 前壁心梗病人静息心电图

(心电图特征：心梗发生数周、窦性心律、电轴正常、V_2~V_4
导联病理性 Q 波、ST 段轻度抬高)

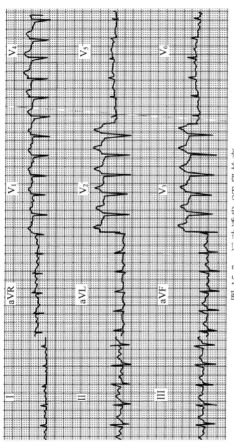

图 15-7 运动诱发 ST 段抬高

（心电图特征：与图 15-6 为同一病人，与图 15-7 比较，ST 段在 V_3、V_4 导联抬高更明显，可能说明左室收缩异常至壁瘤）

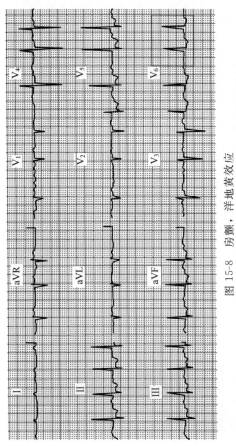

图 15-8　房颤，洋地黄效应

（心电图特征：病人服用地高辛控制心室率，心房颤动，典型洋地黄效应，V₅、V₆导联 ST 段下斜型压低，T 波倒置）

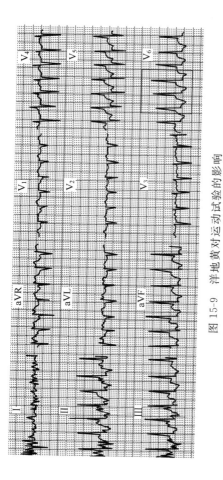

图 15-9 洋地黄对运动试验的影响

（心电图特征：与图 15-8 为同一病人，运动试验中心率 165 次/分，V_6 导联 ST 段压低明显，可能存在缺血，也可能是由于洋地黄造成的 "假阳性"。最终冠脉造影证实冠脉正常。）

二、普萘洛尔试验

(1) 适应证：自主神经功能失调导致的心电图改变与冠心病心肌缺血心电图 ST-T 改变的鉴别。

(2) 方法：先记录体表心电图供对照，而后口服普萘洛尔（心得安）20mg，在服药后 0.5h、1.0h、1.5h 分别记录 12 导联心电图。

(3) 阳性标准

① 阳性：服药后心电图异常的 ST-T 恢复正常。

② 可疑阳性：服药后异常的 ST-T 较服药前有所改善，但未完全恢复至正常。

三、阿托品试验

(1) 适应证

① 功能性心动过缓与器质性心动过缓的鉴别。

② 病态窦房结综合征的辅助诊断。

③ 房室传导阻滞定位的辅助判断。

④ 其他缓慢型心律失常的鉴别诊断。

(2) 方法：首先记录休息时心电图供对照，而后静脉注射阿托品 1.5~2.0mg（0.03mg/kg），在注后即刻、1h、2h、3h、5h、10h、15h、20min 分别描记一次 Ⅱ 导联心电图，记录心率。

(3) 阳性标准：注射后在上述时间内，窦性心率 <90 次/分，或出现交界区心律。

四、动态心电图检查

(1) 适应证

① 与心律失常有关症状的检查。

② 疑似冠心病患者观察 ST-T 改变。

③ 心脏病患者预后的评价。

④ 评估心脏病患者日常生活能力。

⑤ 心肌缺血及心律失常的药物疗效评价。

⑥ 起搏器功能评定。

（2）导联放置

① 模拟 V_1（CM1）：正极位于右第 4 肋间胸骨旁 2.5cm 处；负极位于右锁骨下窝中 1/3 处。

② 模拟 V_2（CM2）：正极位于左第 4 肋间胸骨旁 2.5cm 处；负极位于右锁骨下窝中 1/3 处。

③ 模拟 V_5（CM5）：正极位于左第 5 肋间腋中线；负极位于左锁骨下窝中 1/3 处。

④ 模拟 aVF（MaVF）：正极位于左腋前线肋缘；负极位于左锁骨下窝内 1/3 处。

⑤ 无干电极：右锁骨下窝外 1/3 处，或右胸第 5 肋间腋前线或胸骨下段中部。

（3）正常心率：正常年轻人和中年人 24h 的心率变化范围较大，不经常进行体育锻炼的正常人，24h 的心率范围 35～190 次/分，总的平均心率 80 次/分。有明显的昼夜间变化，通常最高心率出现在午前，最低心率常出现在 3～5am。随着年龄的增长，白天和夜间的最高心率明显下降而 24h 平均心率基本不受影响。

（4）对治疗疗效的评定：动态心电图可广泛用于抗心律失常药物的评价，特别是对室性心律失常的治疗。药物治疗有效是指药物能够明显抑制室性心动过速的发作或使室性期前收缩明显减少。心电监测试验（ES-VEM）中，Holter 检测与心内电生理检查方法的比较，是选择更有效地抗心律失常药物治疗室性心动过速的方法。

第十六章

心电图机的使用

一、各导联电极安放位置

(1) 肢体导联：包括标准导联Ⅰ、Ⅱ、Ⅲ及加压单极肢体导联 aVR、aVL、aVF。标准导联为双极导联，反映两个电极所在部位之间的电位差变化。加压单极肢体导联属单极导联，代表检测部位的电位变化。肢体导联电极主要放置于右臂（R）、左臂（L）、左腿（F）。

(2) 胸导联：属于单极导联，包括 $V_1 \sim V_6$，各导联放置位置如下（图 16-1）。

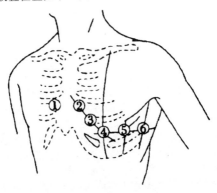

图 16-1　胸导联电极安放位置示意图

① V_1：胸骨右缘第 4 肋间。

② V_2：胸骨左缘第 4 肋间。

③ V_3：V_2 与 V_4 连线的中点。

④ V_4：左锁骨中线与第 5 肋间相交处。

⑤ V_5：左腋前线 V_4 水平处。

⑥ V_6：左腋中线 V_4 水平处。

（3）后壁导联

① V_7：左腋后线 V_6 水平处。

② V_8：左肩胛线 V_6 水平处。

③ V_9：后正中线 V_6 水平处。

（4）右胸导联：右胸壁相当于 $V_3 \sim V_6$ 的部位，可形成 $V_3R \sim V_6R$ 导联。

二、对环境的要求

（1）室内要求保持温暖（不低于 18℃），以避免因寒冷而引起的肌电干扰。

（2）使用交流电源的心电图机必须接可靠的专用地线（接地电阻应低于 0.5Ω）。

（3）放置心电图机的位置应使其电源线尽可能远离检查床和导联电缆，床旁不要摆放其他电器具（不论通电否）及穿行的电源线。

（4）检查床的宽度不应窄于 80cm，以免肢体紧张而引起肌电干扰，如床的一侧靠墙，则必须确定墙内无电线穿行。

三、被检查者准备工作

（1）对初次接受心电图检查者，必须事先做好解释工作，消除紧张心理。

（2）在每次做常规心电图检查之前，受检者应经充分休息，解开上衣，在描记心电图时要放松肢体，保持半静呼吸。

(3) 患者皮肤的准备：如果放置电极部位的皮肤有污垢或毛发过多，则应预先清洁皮肤或剃毛。局部最好涂导电膏，或用棉签蘸酒精替代。

四、心电图机的准备

(1) 严格按照国际统一标准，准确安放常规 12 导联心电图电极。

(2) 机器电源打开，采用标准灵敏度（增益）：(10 ± 0.2)mm（mV）；走纸速度采用 25mm/s；将抗干扰均打开。操作开关自"关闭"转到"观察"时，基线居于记录纸的正中部位，且基线漂移不大于 1mm；并描记方波（"打标准"），即观察是否在输入 1mV 时，基线记录 10mm。并在每次变换增益时，重新描记方波。

五、心电图描记

(1) 按照心电图机使用说明进行操作，常规心电图应包括肢体的 Ⅰ、Ⅱ、Ⅲ、aVR、aVL 和胸前导联的 $V_1\sim V_6$ 共 12 个导联（部分心电图机中，$V_1\sim V_6$ 可标记为 $C_1\sim C_6$）。

(2) 疑有或有急性心肌梗死患者首次做常规心电图检查时必须加做 V_7、V_8、V_9，并在胸壁各导联部位用色笔、甲紫或反射治疗标记用的皮肤墨水做上标记，使电极定位准确以便以后动态比较。

(3) 疑有右位心或右心梗死者，应加做 V_2R V_3R、V_4R 导联。

(4) 用手动方式记录心电图时，每次切换导后，必须等到基线稳定后再启动记录纸，每个导联记录的长度不应少于 3～4 个完整的心动周期（即需记录 4～5 个 QRS 综合波）。

六、出现异常波形的处理

（1）如果发现某个胸壁导联有无法解释的异常 T 或 U 波时，则应检查相应的胸壁电极是否松动脱落，若该电极固定良好而部位恰好在心尖搏动最强处，则可重新处理该处皮肤或更换质量较好的电极，若仍无效。则可试将电极的位置稍微偏移一些，此时若波形变为完全正常，则可认为这种异常的 T 波或 U 波是由于心脏冲撞胸壁，使电极的极化电位发生变化而引起的伪差。

（2）如果发现Ⅲ和（或）aVF 导联的 Q 波较深，则应在深呼气后屏住气时，立即重复描记这些导联的心电图。若此时 Q 波明显变浅或消失，则可考虑横膈抬高所致，反之若 Q 波仍较深而宽，则不能除外下壁心肌梗死。

（3）如发现心率＞60 次/分而 PR＞0.22s 者，则应取坐位时再记录几个肢体导联心电图，以便确定是否有房室阻滞。

七、心电图机常见故障的原因及处理

（1）描记笔抖动：仪器输入端短路时热笔能记录出不规律的波形称为抖动，此抖动超出了噪声要求的指标。

① 原因：电压不稳；笔纸压力过大或笔头过脏；描笔磨损严重；放大器中晶体管变质。

② 处理：稳定放大器各级工作电压。清洗或调

节描笔电压，转动描笔角度，更换放大中晶体管。

(2) 基线漂移：基线漂移是在开启的心电图走纸后出现基线缓慢地变化为基线漂移。

① 原因：放大板联接板漏电；放大耦合电轻微漏电；输入电阻不稳；继电器接点轻微漏电。

② 处理：清洁接头，替代解决耦合电容及输入电阻。更换继电器。

(3) 干扰：在心电图开机走纸记录时，会出现各种频率的波形，常见交流电干扰。表现为导联开关置于"O"位或打印机内定标时发生干扰。

① 原因：机内输入部分开路；前级放大器自激振荡；前级屏蔽不好；仪器接地线；电动机问题；稳速电路调节不当，使电源电压随电机电流变化。

② 处理：找出断线，焊好；设法排除自激振荡；调节稳速电路。